杜玮南 ◎ 主编

万病始于肠道

U0302383

全国百佳图书出版单位
中国中医药出版社
·北 京·

图书在版编目（CIP）数据

万病始于肠道 / 杜玮南主编 . –– 北京 : 中国中医药出版社 , 2024.6（2025.5重印）

ISBN 978-7-5132-8709-8

Ⅰ . ①万… Ⅱ . ①杜… Ⅲ . ①肠疾病—研究 Ⅳ . ① R574

中国国家版本馆 CIP 数据核字 (2024) 第 073639 号

融合出版说明

本书为融合出版物，微信扫描右侧二维码，关注"悦医家中医书院"微信公众号，即可访问相关数字化资源和服务。

中国中医药出版社出版

北京经济技术开发区科创十三街 31 号院二区 8 号楼

邮政编码　100176

传真　010-64405721

北京盛通印刷股份有限公司印刷

各地新华书店经销

开本 880×1230　1/32　印张 11.25　字数 213 千字

2024 年 6 月第 1 版　2025 年 5 月第 3 次印刷

书号　ISBN 978 – 7 – 5132 – 8709 – 8

定价　58.00 元

网址　www.cptcm.com

服 务 热 线　010-64405510

购 书 热 线　010-89535836

维 权 打 假　010-64405753

微信服务号　zgzyycbs

微商城网址　https://kdt.im/LIdUGr

官 方 微 博　http://e.weibo.com/cptcm

天猫旗舰店网址　https://zgzyycbs.tmall.com

如有印装质量问题请与本社出版部联系（010-64405510）

《万病始于肠道》

编委会

主　编　杜玮南

副主编　蔡珠华　何晶伟　于　泉

编　委　（以姓氏拼音为序）

常学良　陈　艳　陈伟峰　高　歌

郝娜娜　孔桂茹　刘　琪　汪丽萍

王　芳　严　丹　应达时　张玫翔

万病之源，皆因肠道

我是从正规西医医学院毕业的，经过了5年的大学教育，再加上3年硕士、3年博士，包括后来在美国做科研，受到的都是最传统的西医教育——生理、病理、解剖、生化、遗传、药理……所以我眼里的西医学是先了解机理和变化，再找到治疗方法的医学体系，是一种利用科学方法获取证据来确认医疗成效的体系，或者叫循证医学（evidence-based medicine，EBM）。

这一点与中医学截然不同，中医学是一种经验医学。

中医学和西医学是两种不同的体系。同样是人体，为何却有两种完全不同的治疗体系呢？无论是哪种体系，都有自己的优势和不足，都有自己做不到的地方，所以说中医学和西医学是相互补充的。

这些年，我一直在思索一件事——中医的特点在于"调"，而西医特点在于"治"，两者之间有没有接口？如果有，是什么？

中医或者西医面对的都是疾病，而疾病是一种结果，或者简称其为"果"。每一个"果"都有一个"因"。在由"因"转化成

"果"的过程中，都有一个可以实现因果律的"道"。就好比一棵树上的果实能够形成，一定是因为有树叶来吸收阳光，有枝干来输送养料，但是最终还是树本身的基因，决定了它形成的是苹果还是梨，或者是石榴。

这里的"果"大家都可以看到，但是"道"隐藏其后，是一个不为人知的神秘所在。它反映的是"因"，就如同树的基因一样。慢性疾病就是如此。

每一种慢性疾病，比如肝脏疾病、肠道疾病、精神疾病等，都相当于人体之树的一种"果"。其中肝脏疾病肯定结在肝脏的"枝"上，心脏疾病结在心脏的"枝"上，肺脏疾病结在肺脏的"枝"上，以此类推。但是这些"枝"有没有一个共同的"干"呢？

我认为是有的——就是肠道，再细致地讲，是包括肠道菌群在内的肠道！

学过生理学的人都知道，人体有八大系统。消化系统是人体八大系统之一，原本与其他系统是平起平坐的，但是巨量肠道细菌的加入让这个系统一下子变成了一个超级系统，以至于使这个系统的重要性超越了其他系统；也正是因为有百万亿数量的细菌的存在，才衍生出了脑－肠轴、肝－肠轴、皮－肠轴等与肠道细菌互相作用的轴心。

肠道细菌太过复杂，以至于在地球上不可能找到只有一种肠道细菌的生物，更遑论人体了。

中医的很多治疗方法在一定程度上是通过胃肠道发挥作用的。煎汤吃药，成分都进了肚子里，胃肠道内的细菌自然也会受到影响。也就是说，在中医的治疗体系中，药效一般通过胃肠道来发挥作用。除了一部分成分会直接吸收入血来发挥作用，可能大部分会一路向下直达大肠，通过影响大肠的肠道细菌来发挥作用。

目前，已知的人体肠道细菌多达 1000 种，分属六大细菌菌门。因此，肠道细菌中任何一种变化都必然要涉及两个方面——细菌的种属和菌量。所以从这个角度来看，以往的对于单个细菌的研究恐怕不适合肠道菌株。

系统化的方法会更好。

杜玮南

2024 年 1 月

肠道也可以影响生育

我是一名从事临床工作 20 余年的妇产科医生。大学时期教科书中的内容告诉我们：自然流产的主要原因就是优胜劣汰。但随着反复自然流产患者数量的日益增多，我开始困惑：真的都是优胜劣汰吗？于是我开始寻找答案。一次偶然的机会，我听了北医三院刘湘源教授的生殖免疫课程，由此解开了困惑，于是我便开始学习生殖免疫的理论并付诸实践。欣慰的是，生殖免疫思维帮助我让很多复发性流产的"困难户"成功抱娃回家。

为什么育龄期女性二三十岁就开始得自身免疫病呢？是因为生活方式的改变？环境污染？还是食用转基因食品？或者是生活压力大？

感谢互联网给了我们开放的思维和寻求答案的机会。作为"今日头条"的特邀科普医生，我在"今日头条"上分享妇产科科普文章的同时，也与一些其他学科的科普医生成为了好友。通过阅读杜玮南博士关于肠道的文章，使我认识到肠道生态失衡和肠漏会引起自身免疫病。

肠道不仅是一个消化器官，更可能是一个巨大的免疫器官，因为人体内 70% 的免疫细胞都分布在肠道。自此我开始关注自然流产孕妇的肠道情况。2019 年，通过饮食和肠道调理，我成功帮助了一位 4 次自然流产的患者成功怀孕生产，由此信心大增。后来我就有越来越多采用肠道调理方法让患者成功怀孕的案例了，其中不乏采用其他保胎方法一直不成功的患者。后来我有机会在全国生殖免疫大会上分享"肠道功能紊乱和复发性流产"的治疗经验，一时很多国内生殖免疫领域的医生开始尝试采用这种方法给患者进行孕前调理，为孕期保驾护航。

重视肠道健康和自身免疫病的关系只是功能医学理论的一部分内容。功能医学的核心是整体观、自然观和平衡观，这与中医学的理论非常接近。功能医学的"以食代药"也与中医学的"药食同源"高度相似。

当深入学习相关知识的时候，我关注到了 Zita West 教授关于不孕症的替代疗法——自然免疫疗法。Zita West 教授认为，生活在这个充满压力和有害物质世界中的我们，受孕之前应该净化身体，将体内的污染物清除干净。通过调理肠道，可以帮助接受免疫治疗和辅助生殖的患者提高身体素质和妊娠的成功率。免疫治疗的目的是使患者在孕前和孕期的关键时段内达到一个短暂的平衡状态。治疗期间，我们可以通过合理的营养摄入及整体疗法调理身体，最终使身体达到适合怀孕的状态。

上述内容就是我们目前在做的工作和努力的方向。对于不孕症和反复不良妊娠的患者，关注肠道健康，关注压力源，去除致病危险因素后再开始备孕，这样会增加妊娠的成功率。

实践是检验真理的唯一标准。医学是一门探索学科，只要是经得起实践检验的理论，或是对医学发展有利的，都可以应用。人体是一个非常复杂的系统，西医的循证理论和中医的整体辨证观应该各取其长，而不是互相排斥。调理肠道的理论将有希望成为帮助大家理解中西医不同治疗方法的途径。但愿此书能唤起大家对肠道健康的关注。

蔡珠华

2024 年 1 月

前言

作为一个从医多年的医生和一个从事基础医学研究多年的科研人员，在很多很多年里，我并没有认真考虑过饮食是什么，它能带给人体什么。每次吃完饭以后，把饭碗一推："吃饱了！"仅此而已。

我把一切饮食都当作天经地义。似乎这些食物天生就是食物，除了满足人类的口腹之欲并没有其他的功能。

现在看来，我当年的层次太低，完全没有意识到饮食的重要性。其实重要的东西往往是在我们身边相伴多年却一直被忽略的东西。饮食就是如此。

我到了 40 岁以后就开始陆续体会到了身体的各种不适和衰老的迹象。我开始发现自己的身体有许多不妙的信号，例如很容易受伤、运动后疲劳不易恢复、冬季腹部和膝关节寒凉。我曾经在做一个简单的跨越动作后突然摔倒，然后赫然发现自己的脚掌骨折了，过了好几个月才康复。而以前在做类似动作的时候，我是肯定不会有问题的。我还发现，每到冬天我的腹部和膝关节就会有冰冷的感觉，不得不用护肚和护膝来保暖。

曾经有几次，我发现自己莫名其妙会出现胸痛，到医院里做了许多检查，包括 B 超、CT 等都没有发现问题，也不知道是什么缘故。最后，同样不知道原因的医生试验性地用了一个叫"美洛昔康"的药把问题暂时解决了。当然也只是暂时解决，后来还多次复发，因此每次出现这个症状的时候就只好再用这个药来解决。但究竟是什么原因导致的，无从知晓。

我虽然是一个学医多年、曾经做过医生，后来又读了博士、做过多年科研的人，却无法用学到的医学知识帮助自己。面对自己的问题，教科书上找不到答案，更不知道该怎么做才能解决，所以当时我的感觉是非常沮丧的。

我并不喜欢吃药。作为一个医生，不喜欢吃药其实并不罕见，这在医生群体里很常见。关键是面对这样的情况，吃药没有解决问题，也解决不了问题。

40 岁以后的我开始利用自己的知识和技能来探索未知、帮助自己。在最终意识到自己问题的根源之后，我很幸运地通过调理肠道使自己的身体有了很大改观。从 2015 年起，我的腹部就再也没有那种冰冷感了，再也不需要冬天捂住自己的肚子来保暖了；我的膝关节也不再需要护膝来保护了；在锻炼身体的时候，身体的疲劳感也比以前恢复得快了很多；记忆力、精神状态也比以前要好。总之，我感觉自己的身体变年轻了，或许这就是传说中的"逆龄"吧。

这一切的改善都说明，我的调理方案是正确的，策略是对路的。

所以我才一直坚持在这个领域学习和做科普宣传，也才有了本书诞生的知识累积。有很多自病难医的医生来找我咨询，比如有一位年轻医生就向我咨询：为什么她的胃肠道功能那么弱，稍微不注意就会拉肚子。一同就餐，大家吃的东西明明是相同的，别人没有任何问题，偏偏她无法适应？作为一个学医多年、从事医学实践多年的医生，很显然她也碰到了我曾经遇到过的问题——自己的医学知识既回答不了困扰自己的问题，也解决不了自己的症状。在某一刻，我们都有否定自己的迹象。

她说她曾经做过 CT、胃镜、肠镜，都没有发现器质性疾病。但是她又有频繁的过敏性皮炎，反复发作的腹痛、腹泻，而且嗜睡、乏力，这些都让她不得不重视自己的身体状况。然而所有的检查结果都显示正常，因此她只能尝试服用一些调节肠道的药物，却没有丝毫好转。她无可奈何，又困惑不已。

一个生病的医生如果连自己的问题都解决不了，这对她的自信心一定会有很大打击。我曾经也与这个医生有同样的感受。

身体的问题会促使自己去学习新的知识，是以前在医学教科书上完全学不到的知识，也是本书试图向大家传递的知识——关于肠道健康的新知识。经过多年的学习和实践，我现在已经可以回答她的问题了。

根据分析，她应该有两个关键问题：一是肠漏；二是炎症反应。我们会在第六章详述肠漏的问题，在第七章和第八章详述免疫系统的知识。

她的消化功能不足，使得食物中的蛋白质不能够较好地降解，因此具有抗原性，这种抗原性被激发态的免疫系统识别，就产生了炎症反应。在正常情况下，没有消化完全的蛋白质会随着小肠的蠕动进入大肠，并不会引发炎症。之所以会出现激发态的免疫系统，是因为她的肠道上皮细胞之间出现了细微的漏洞，而蛋白质会穿过这种漏洞直接面对免疫系统并引发炎症。

她的肠道健康指数是 14 分，属于重度肠道菌群失调，这也意味着她的肠道内有很多"坏细菌"。关于肠道健康指数，我们会在第九章详述。如果做食物不耐受检测（第十章），可以预见她肯定会对许多蛋白质食物有免疫反应。

对她的调理策略，会涉及食物调整、肠道上皮的修复和益生菌、益生元的调理。

她是一个妇产科医生，在临床上经常见到很多不孕不育的患者伴有腹泻和便秘等肠道问题。二者是否有什么关联，还是说只是一种巧合？当时她并不知道答案。

当我提出她有肠漏的时候，她开始有些不以为然，觉得这种联系有些牵强。不过我们众多类似的成功案例也让她认识到，肠道症状和不孕症及复发性流产并存其实不是巧合。后来她终于同意了我的观点，也按照我的建议进行了饮食调理，效果出乎意料的好。经过2个月的调理，她的腹痛、腹泻消失了，精神也变得抖擞起来。在2021年2月，她还意外地怀上了宝宝，并且顺利当上了妈妈。

这个活生生的案例不仅印证了肠道菌群的强大和重要性，也证实了其对备孕、怀孕的重要性。

我们在第十三章至第十七章会讲述更多相关的内容和实际案例。

杜玮南

2024年1月

目录

肠道的基础知识

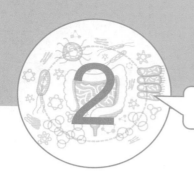

2 肠道评估和调理

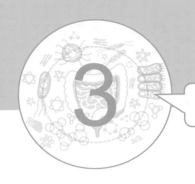

万病始于肠道 CHANG DAO

3 疾病调理

第十六章　桥本甲状腺炎的调理

第十七章　糖尿病调理新策略

第十八章　结语

肠道的
基础知识 ╱

第 1 部分

第一章　初窥肠道

　　人体是这个世界上已知的最精密、最完美的东西。它既精巧又神秘，能运动、会听、会看、会享受、会寻找异性伴侣，还有意识、会思考、有情绪，还能发明创造。全世界的数以百万计的科学家们研究了上百年的人体和生命科学也只是弄清了一点皮毛。人类至今甚至还不能从头开始创造一个最简单的新细菌，哪怕有现成的模板和相关知识也不行。人类也不能从头开始创造一个真核细胞，更不用提像人类这样超级复杂的生命体了。人类至今只能通过复制和生育的方式得到新的生命体。

　　研究生命医学的时间越长，就越是会惊叹它的神秘和无穷奥妙。

　　但是人体仍然是有缺陷的。人仍然会得病，会衰老，会死亡。

　　吃、喝和呼吸是人每天都要做的。人的一生都离不开食物。如果仔细思考一下，你会发现很多疾病的发生都与食物有关。实际上，有统计数据显示，至少有70%的疾病都与饮食有或多或少的关系。

第一节　万病始于肠道

早在 2000 多年前，古希腊哲学家和医学家希波克拉底就曾经说过：**万病始于肠道！** 他对肠道重要性的断言即使是在 2000 多年后的今天同样具有重要意义，而且并不过时。

希波克拉底相信大自然本身具有强大的治愈疾病的能力。他认为营养卫生学是治疗医学的基础，所以一个好的医生也应该是一个好的厨师。通过调节饮食来治疗患者在他那个年代就已经有人开始践行了。

在中国，古代医生们也同样意识到了肠道健康对人体的重要性。成书于 2000 多年前的《灵枢经》就指出："胃者，五脏六腑之海也……五脏六腑皆禀气于胃。"这也就是中医所谓的"脾胃为后天之本"。

元代医学大家李杲在其著作《脾胃论》中提到："乃知脾胃不足，为百病之始。""饮食不节则胃病，胃病则气短精神少。"这个论点与希波克拉底的如出一辙。可见，胃肠道对人体健康重要性的论点在东西方都有同样的认识。

虽然古代东西方都认识到了肠道对人体健康的重要性，知道其一旦出现问题，身体其他部位也会随之出现问题，但是对其的治疗还是比较粗浅和经验性的，还达不到精细治疗和个性化治疗的要求，也不可能意识到其背后的机理，更不可能认识到肠道菌群和免疫系统的重要性，因而治疗效果也并不多么显著。这也导致了他们的论断并没有被很好地传播开来。

胃肠道中心论的观点得以重生始于 21 世纪初的科研进展。2003 年，美国华盛顿大学的 Jeffrey Gordon 实验室在 *Science* 杂志上发表的关于肠道菌群的研究文章开启了肠道研究的新纪元。自此以后，随着 16S rRNA 测序技术的普遍应用，科学家们得以更好地对细菌进行研究和分类，使得人们逐渐认识到了肠道菌群与各种疾病之间的因果关系。仅仅不到 20 年，世界各国在肠道菌群领域的研究就取得了指数级的成果，对于包括糖尿病、高血压、精神性疾病，甚至癌症等在内的诸多疾病与肠道菌群关系的研究也取得了相当的成果。相信以后还会有更多的研究成果问世。

这些新的研究结果，能够让科学家和医生更加深入地探索肠道对人体健康的重要性、其发挥作用的机理，以及其对人体各组织、器官和系统影响的实现途径，等等。

近年来，逐渐兴起的**"功能医学"**同样提倡肠道健康的重要性，并且成果斐然。这一医学领域以营养肠道的途径来调理身体，在实践中取得了许多成果，解决了很多传统西医无法解决的问题。

正是基于对该论点的一次次研究确证，我才选择了**"万病始于肠道"**作为本书的书名。

第二节　肠道与人体其他器官的交流

肠道并不是独立存在的，它的各项功能均与血液、免疫、内分泌、神经等系统息息相关。所以当我们谈论肠道的时候，应该从整体上考虑，决不能忽略其他组织器官而单独谈论肠道本身。同样，当我们考虑其他器官的时候，也必须把肠道考虑进去，因为肠道是其他器官功能活动的营养基础。

人体每一个组织器官和肠道的关系都有科学家在研究，而且都有一定的研究成果。这说明肠道对人体的影响是全方位的，这也更加印证了肠道的重要性。在这里，**肠道更像是一个连接各组织器官的桥梁**。

人体是动态的，是有功能的，每一个器官功能的发挥都需要其他组织、器官的辅助才能有效地完成。从来没有一种功能能够在没有其他组织、器官的辅助下真正地独立发挥作用。现有的组织、器官的分类也只是人们为了方便研究工作所做的人为的分类。但是，如果人体出现问题，从来都不是某一个组织或器官自身的问题。脱离其他组织、器官来单独理解某种功能是偏颇的，因此一定要用综合的思维来看待人体。

比如维持心脏正常跳动需要各个组织、器官和协同组织共同工作。心脏跳动需要心肌正常工作，需要神经脉冲信号不断地传递，需要肺脏有效地交换氧气，需要消化系统有效地吸收营养成分，需要血液系统保持通畅，不出血、不凝血，需要免疫系统及时消除各种致病隐患，需要造血系统不停地输送各种血细胞……所有这些都是必不可少的，而且必须协调一致才能维持心脏有效的跳动。任何一个环节出现问题都会导致心脏跳动受到影响。

以往的研究大多是独立的、片面的研究，这些研究很重要，但是对于描述完整的功能尚显不足。

另外，前面关于人体各个组织、器官的描述都是宏观的，是通过肉眼或者光学显微镜就可以看到的。但是"魔鬼藏在细节里"，在多数情况下，与人体健康密切相关的细胞组分即使用很精密的显微镜也是看不到的。

比如，呼吸道上皮细胞分泌的黏液、消化道上皮细胞分泌的黏液和红细胞细胞膜表面的组分，这些都与抵御外来抗原、免疫反应关系密切。以呼吸道为例，当外界的空气进入人体的时候，伴随空气进来的细小粉尘和微生物（包括细菌和病毒等）首先会被呼吸道上皮细胞黏附，保证空气被清洁后才能顺利地被人体利用。如果没有这个步骤，肺脏最终就会变成一个肮脏的垃圾箱。

当然，肺脏的这种自净作用也是有限度的。正常人的肺脏是粉红色的，而长期吸烟的人，其肺脏会变成黑色，这是由于烟雾中的细微粉尘超出了肺脏的自净作用引起的。

第三节　消化系统是这样运作的

消化系统作为本书内容的核心，我们需要对它进行更加细致的了解，从宏观解剖到微观结构都需要深入地了解。请诸位食客好好阅读本节，否则吃了一辈子饭最后发现吃得不对就不太妙了。

消化系统的本职工作是利用外界的食物来供应人体所需的能量和营养物质。人的一切生命活动都离不开胃肠功能的支持，可以说能吃能喝的人就是生命力旺盛的人。

现代意义上的消化道包括口腔、食管、胃、十二指肠、空肠、回肠、结肠、直肠和肛门。在进出口之间的这些器官都属于消化道。消化系统还包括肝脏、胆囊、胰腺等器官。胃、小肠、肝脏和胰腺是其中比较重要的几个器官，也是容易发病的器官。（图1-1）

人体是逐级对食物加以利用的。下面我们为大家导航，请大家跟随我们来看一看食物究竟是如何被人体利用的。

第一站：口腔。食物进入口腔以后，牙齿会将其进行物理性切碎，变成容易利用的细小碎片。此时食物在口腔中只进行少部分淀粉的消化，就被吞咽到了胃里。请注意，在口腔内残留的食物残渣会成为口腔菌群的食物，口腔菌群非常丰富，这部分内容我们后面还会讲到。

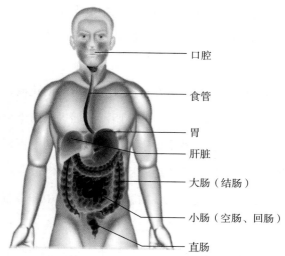

口腔

食管

胃

肝脏

大肠（结肠）

小肠（空肠、回肠）

直肠

图 1-1　人体消化系统的组成

　　顺着食管进入胃内的食物就在第二站进行进一步的消化。胃里强大的胃酸会让蛋白质发生变性，以利于胃蛋白酶（其最适 pH 值为 2.0 ～ 3.5）对其进行初步消化。其他的食物成分不会在胃内被消化，但是由胃壁细胞分泌的内因子会结合维生素 B_{12}，促使其在回肠内被吸收利用。

　　来自胃的部分未消化食物会涌向第三站——十二指肠。此时食物只是在口腔内进行了小部分淀粉的消化和在胃内进行了小部分蛋白质的消化，因此食物中的大部分物质都还处于未消化的状态。

　　十二指肠是小肠中管径最大的一段，虽然长度只有 25cm，但是非常重要，因为它有胰腺的出口和胆管的出口，分别接受胰液和胆汁。其中胰液是人体消化道中最重要的消化液，含有消化淀粉的淀粉酶和消化蛋白质的胰蛋白酶、糜蛋白酶、羧基肽酶，以及消化 DNA 和 RNA 的核酸水解酶、消化脂肪的胰脂肪酶等。胆汁是由肝脏分泌并且储存在胆囊的消化液，其主要成分是胆盐、胆固醇、胆色素等。胆汁能促进脂肪消化分解和吸收，并且能促进脂溶性维生素的吸收。肝脏功能不好的人容易对脂肪类食物产生油腻感就是因为胆汁分泌不足。

来自胃的酸性食糜被碱性的胰液和胆汁液中和后就变成了中性的食糜，就不会再损害十二指肠黏膜了。否则，如果胰液分泌不足，不能中和胃酸，就会导致十二指肠黏膜受损，出现溃疡。

混合了胃液、胰液和胆汁的食糜在通过十二指肠之后就会进入空肠这个主要的消化道吸收部位。这里是第四站，也是人体消化食物的道路上最最重要的一段。胰液的消化酶活性足够强大，很快就会把可用的食物成分降解成小分子，然后这些小分子就会被肠道上皮细胞吸收利用。小肠上皮细胞只有薄薄的一层，面向肠腔的一侧分布着大量的各类转运蛋白，能够及时把消化的终末产物，如葡萄糖、其他单糖、氨基酸和短肽、脂肪酸、水、无机盐离子（包括钠、钾、钙、镁、铁等）、维生素等转运到上皮细胞内，再泵到血液里。

饭后，人体内最繁忙的器官就是空肠了，但是它又是高效的器官，能很快就把食物中的大部分成分吸收干净。另外，肠道上皮上部署了大量的杯状细胞，可以分泌有润滑作用的黏液，推动着部分未消化的食物沿着回肠向下走。

第五站回肠仍然会把在前面未能及时吸收的成分继续吸收，而未能吸收的残渣部分（比如基本上不能被消化的麸质蛋白、植物多糖、果胶、纤维素等）就会越来越少。

最后，这些成分会通过回盲瓣这个单向阀直接进入第六站结肠（大肠）也是最后一站。此时残渣们就再也无法回头了，那些从空荡荡的回肠进入结肠的食物残渣们突然发现自己进入了一个极其拥挤的车厢，被裹挟着只能向前走。在大肠里有数量庞大的细菌和各种各样的残渣（如内毒素脂多糖和各种臭气等）。需氧菌在这里基本上都会被憋死，因为这里几乎没有飘荡的氧气分子。大肠里拥挤得连细菌都没有落脚的地方。

在这里大家别无选择，只能随着细菌和残渣一起向前移动。而随着水分被进一步吸收，环境也越来越拥挤。到最后，它们就会被一起从肛门排出体外，结束其在消化道内的长途旅行。

在这个旅程中，吸收主要发生在小肠。为了实现这个目标，小肠的上皮表面积被大幅度地扩展了。因为小肠绒毛和微绒毛的存在，大大增加了小肠的吸收面积。目前已知的小肠吸收的总面积可以达到$200m^2$，是已知的小肠内表面面积的600倍。小肠内含有非常丰富的毛细血管、毛细淋巴管及大量的免

疫细胞等。小肠的平滑肌内部含有其他组织器官没有的**肠神经系统**，这也大大丰富了它的功能。（图 1-2）

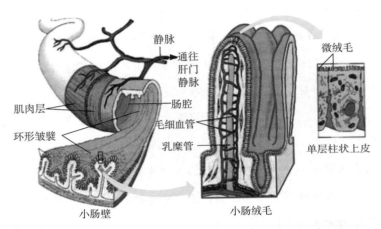

图 1-2　小肠的结构示意图

当然，我们前面只提到了食物消化过程中对人体有利的一面，并没有提到它对人体有害的一面。实际上，食物不可能只对人体有百利而无一害。它可能含有外来的微生物、毒性化学物、有害化学物、食物加工过程中产生的有害成分，但决不能让这些成分影响人体的健康。

为了消除这些坏影响，人体演化出了一套独特的系统——位于肠道周围的免疫系统，包括派尔集合淋巴结和肠系膜淋巴结。它们统称为"黏膜相关淋巴组织"，这里集中了人体全部免疫力量的 70%，可谓是"重兵把守"在肠道周围。这部分内容我们会在第八章详述。

　　无法被人体消化吸收的，以及还没有来得及被利用的食物残渣都随着小肠的蠕动被送到大肠里。在大肠里演化出了人体数量最为庞大的生命体——肠道菌群。

　　碳水化合物会滋生一些大肠杆菌、肠杆菌这样的细菌，产生诸如氢气、二氧化碳这样的气体；蛋白质则被细菌利用并产生氨、硫化氢、吲哚等具有臭味的气体。

　　总结一下消化道的功能，它分为六个阶段：嚼碎→化微→消糜→吸收→残渣→排泄。每一个阶段实际上都包含着海量的信息，这些功能的实现都离不开消化道各部分结构的支持。

肠道的精细组织结构

　　我们知道，从幽门往下的结构，就是小肠。小肠又分成十二指肠、空肠和回肠三个部分。

　　小肠的最内侧（也就是管腔内可以看到的部分）是黏膜上皮，看上去就像地毯表面的绒毛一样，绝大多数的肠道功能就发生在这一层。在黏膜上皮的深处，分别是黏膜下层、环肌层、纵肌层和浆膜层。在黏膜下层和环肌层之间，以及环肌层和纵肌层之间，分别包裹着神经丛。（图1-3）

　　肠道蠕动是通过环肌层和纵肌层来实现的，在这两层平滑肌肌肉之间排列着密密麻麻的神经丛，也称为肠神经系统，它们控制肠道的蠕动。

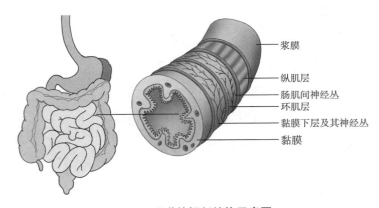

浆膜
纵肌层
肠肌间神经丛
环肌层
黏膜下层及其神经丛
黏膜

图1-3 肠道的解剖结构示意图

这些神经丛也被称为是人体的"第二大脑"。相关内容我们将在第四章详述。

下面详细讲一下黏膜上皮。人体吸收营养物质的奥秘就来自这些"毛茸茸"的东西。人体吸收的成分大多是好的，但是也有少数是对人体不好的成分，这部分就由免疫系统负责清除。我们将在第七章和第八章详述。

在整个肠腔内表面，包括那些突起的绒毛，都覆盖着一层薄薄的上皮细胞，即"肠道黏膜上皮细胞"。这层细胞排列得非常紧密，肩并肩，手拉手，相邻的细胞之间有很多"纽带"连接在一起，形成一层"物理屏障"。因此，它们是非常致密的，能够很容易把肠道内的坏成分（比如一些外源的坏蛋白质）堵住，不让它们进入人体内。

当然，这个致密的物理保护层只是肠道黏膜的功能之一，并不是全部。

　　肠道黏膜上皮细胞并不是平坦的，实际上它们组成了一个个突出于肠腔的结构——绒毛，其形状就像地毯上的小绒毛一样（图1-4）。每一个绒毛都由上千个肠道细胞组成，里面有负责提供营养成分的血管，也有淋巴管。

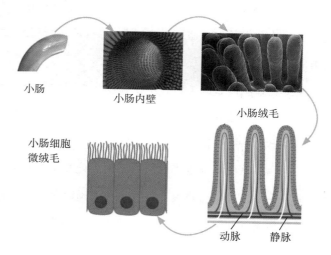

图1-4　肠道内壁细节

　　在肠腔近端的绒毛比较长，越往远端绒毛越短，到了结肠就没有绒毛了。组成绒毛的细胞包括常见的肠道黏膜上皮细胞，也包括其他细胞，如杯状细胞（参与黏液产生）、肠内分泌细胞（分泌激素）、Tuft细胞（化学感受细胞，参与免疫反应）、潘氏细胞（分泌防御素、消化酶和生长因子）等。

　　小肠上皮细胞是人体细胞中更新速度最快的细胞，肠道上皮细胞每 3～5 天就会完全更新一次，而死亡的细胞脱落以后就可能随着大便排出体外。肠道上皮细胞更新如此之快的原因，可能是其受伤和感染的机会更大，因此必须经常更新，否则就会有麻烦。

人体每一个绒毛都由上千个肠道细胞组合而成，每天每一个绒毛可能会形成 1400 个新细胞。其更新的根源来自多能干细胞，它驻扎在小肠上皮的一个被叫作"陷窝"的部位，并可以逐渐向上迁移到小肠绒毛尖部。

小肠上皮细胞的自我更新、增生、分化和凋亡都会沿着一个叫作"陷窝－绒毛轴"的路线移动。衰老的小肠上皮细胞最终从基底膜上脱落并随着大便排出体外。

干细胞和成熟的小肠上皮细胞的不同之处在于二者的代谢路径不同，一个通过氧化磷酸化，另一个则通过糖酵解。距离如此之近的两类细胞，竟然分别采取两种不同的代谢路径，其原因就在于氧气含量的不同。

实际上，在肠道上皮的内外侧存在着氧气梯度的巨大差异：在浆膜一侧的氧气含量大约是 7%；在绒毛尖部的氧气含量则骤降至 3%，而这已经属于低氧环境了。肠道陷窝的氧气含量数据不明，不过应该是比较低的，否则细胞不会用糖酵解的方式来获取能量。

新形成的肠细胞从陷窝开始迁移时，开始在顶端形成刷状缘。刷状缘又叫微绒毛，直径为 0.1μm，长度为 1μm。每一个细胞有大约 36000 根微绒毛，可以将其表面积增加 10～20 倍，因而可以非常显著地增强肠道对食物的消化吸收。这就是前面提到的肠道吸收功能非常强大的秘密所在。

实际上，整个肠道上皮的可吸收面积比本来的肠道面积要大几百倍。绒毛和微绒毛这些结构带来的表面积扩张可以使小肠内表面的面积达到 $200m^2$，相当于标准篮球场的一半大小。

在小肠的刷状缘上分布着小肠上皮细胞分泌的消化酶。它们是消化的最后一步，能够把已经部分消化的大分子物质如蛋白质、碳水化合物和脂肪，消化成最小的基本成分如氨基酸、单糖和脂肪酸，以便被人体吸收。以糖类的消化酶为例，这里有麦芽糖酶、蔗糖酶和乳糖酶等。

小肠的主要特点：①绒毛的长度在近侧比较长，越往远处越短。②黏膜层比较薄，不具有黏附性。③能量来自食物的营养成分，如葡萄糖、谷氨酰胺。④含有派尔集合淋巴结。

在全消化道的表面都覆盖着起润滑作用的黏液成分，而且这些黏液更新得很快，以便让食物成分更好地移动，并且不会损伤消化道。

在消化道内被吸收入血的食物成分会随着血流进入肝脏，还有一小部分会通过淋巴管返回血液。正是因为小肠是人体营养成分吸收的"主战场"，所以它被夹杂在食物中的坏成分（包括细菌、病毒、毒素等）侵害的概率也远远大于其他组织器官。如果人体对此不闻不问，任由这些致病源流窜，那么这个人估计距离消失也就不远了。

幸运的是，所有正在读这段文字的人，都是在残酷的大自然淘汰机制下仍然可以存活下来的人。我们具有生存优势，这个优势在肠道周围的体现就是：在肠道周围分布着大量的免疫细胞、派尔集合淋巴结，在肠道上皮里也安插了很多淋巴细胞。这项比例甚至可以达到人体全部免疫力量的70%，远高于其他器官。这就使得来自外界的有害成分，会在第一时间被人体识别出来并及时灭杀。

第四节　一个超级消化系统

从经典的生理学角度划分，人体有八大系统，包括心血管系统、神经系统、消化系统、泌尿系统、免疫系统、内分泌系统、呼吸系统、生殖系统。骨骼肌肉属于运动系统，也有人把它作为一个独立的生理系统。若依此分类，人体就有九大系统。

正常情况下，这九大系统各司其职，但是在功能上又相互交叉，相互促进，缺一不可。它们既独立又有交叉，没有一个系统可以称为超级系统。

比如神经系统对人体非常重要，但是神经系统功能的发挥有赖于神经元功能的正常，亦离不开肺脏呼吸提供的氧气，离不开血液系统里的红细胞来运输氧气，离不开消化系统供应营养成分，离不开泌尿系统帮助代谢和排泄废物，离不开免疫系统的防御功能。每一个系统都是人体生命活动过程中必不可少的一部分，任何一个系统出现问题都会导致人体出现疾病。

传统意义上的消化系统，从事着消化食物、提供人体生存所必需的营养成分的作用。这是医学教科书上教给我们的知识。

但是目前更深入地研究发现，肠道的作用并不仅限于此。肠道在完成本职工作的前提下，竟然还兼职做了本应是其他系统应该做的事情。

比如，肠道兼具对免疫系统的锻炼、神经递质的分泌、内分泌信号分子的合成、短链脂肪酸的产生、对其他组织器官功能的影响等职能。

所有这些功能，使最近十几年里不断诞生了许多以前没有意识到的功能概念，比如脑－肠轴、肠－肝轴、肠－肺轴、肠－内分泌轴、肠－皮肤轴等。

消化系统对其他器官、系统的影响也在不断拓展。所以，现在我们所能够认识到的消化系统，已经不再是原来所理解的那种具有经典功能的系统，而是一个更加强大并且功能更加多样的系统。

从这个角度来说，这个系统就可以称为**"超级系统"**。因为消化系统在发挥自己本职的消化工作之余，**还能够补充并发挥其他系统**的作用，因此不可谓不"超级"。

能够发挥"超级"效果大多离不开肠道菌群的参与。比如，对神经系统、内分泌系统的影响，大多是通过肠道菌群来完成的。肠道细菌对神经系统和内分泌系统的影响方式是类似的，此时二者可以合称神经内分泌系统。肠道细菌主要通过小分子物质来影响这两个系统。

肠道上皮细胞本身就包含相当多的内分泌细胞，再加上肝、胆、胰的内分泌功能，**使得整个消化系统成为人体内最大的内分泌器官**，现在再加上肠道细菌分泌的内分泌分子，那么它的内分泌功能又可以更大程度地提高了。

消化系统还可以补充神经系统的部分神经递质，如5-羟色胺、多巴胺、γ-氨基丁酸（GABA）、乙酰胆碱等。肠道菌群失调的患者经常会发生精神抑郁、焦虑、自闭等问题（脑－肠轴）的原因就在于此。

肠道菌群同样与免疫系统的功能息息相关。已知黏膜免疫系统包含人体内70%的免疫细胞，所以黏膜免疫系统是人体内最大的免疫力量。这个系统时时刻刻都在承受着外来细菌的攻击。

作为黏膜免疫系统的主要集中地，肠道内的细菌不停地刺激和训练着免疫系统。但是如果这些细菌出现"叛乱"，坏细菌占据了优势，那么免疫系统就会出现问题。

还有其他已经观察到，但是具体细节还有待进一步研究发现，具体如下。

① 母亲的肠道菌群可以通过乳汁传递给哺乳的婴儿。因此往往有肠道问题的母亲，她的孩子也会有肠道问题，甚至出现

过敏、湿疹等疾病。这些以往都被认为是由遗传导致的，但是实际上它只是母亲的菌群被"传递"给了孩子的原因。

②肠道内的细菌可以进入肺部，进而影响肺的功能。这可能就是中医理论中"肺与大肠相表里"的现代诠释。

③肠道内的细菌或者细菌代谢产物也可以进入骨骼内，影响造血系统的功能。

④肠道细菌还与肾脏功能的发挥有一定关系，其可能与肾脏疾病的发生发展有关。

⑤临床观察发现，许多有肠道炎症的患者，尤其是男性患者，或多或少存在着性欲低下的问题，因此其可能也会影响生殖系统的功能。

⑥通过调理肠道菌群，可以使很多患有不孕症的女性顺利怀孕生产，说明女性生殖系统也与肠道菌群有极大的关系。这部分内容我们会在第十三章详述。

这样看来，肠道菌群几乎影响着全身每一个系统的功能，它的异常直接或间接地导致了很多现代疾病的发生。反推一下，如果用药物把人体的肠道细菌全部消灭（比如用抗生素来实现），这个人会出现多少疾病呢？

从功能上讲，消化系统被称为"超级系统"，就是因为有肠道菌群这么一个"隐形器官"的存在。一个真实存在的胃肠道，加上一个无所不在的"隐形器官"，就构成了这个"超级系统"。

不过，这个"隐形器官"并不是一成不变的。它与人体内的其他器官完全不同，它不是肝脏、肺脏、大脑那种有稳定的组成且轻易不受外界影响的先天器官。

一方面它不是我们先天就有的，而是后天形成的；另一方面它的组成非常容易受到外界影响，尤其是食物和抗生素的影响。

所有的细菌都有生命，都是活的，它们要想生存，就要从外界获取某些物质。细菌可以不需要阳光，不需要空气，但是一定要有水，以及能够提供能量的物质——食物。凡是你能吃的东西基本上也是细菌可以吃的东西。你的消化道没有消化完全的残渣都是细菌们的美味佳肴。

俗话说，一方水土养一方人。一类食物也养一类细菌。你吃的食物直接决定了你的肚子里有什么样的细菌。南方人爱吃大米，北方人爱吃面食，川湘人爱吃辣椒，江浙人爱吃甜食，不同地方的食物和饮食习惯养育了不同类型的细菌。西方有一句谚语：You are what you eat! 意思是你吃的东西塑造了你自己，和我们前面讲的是相同的意思。

这几个例子说明，你体内的食物滋养了一类或者几类以此食物为食的细菌，而且这些细菌在不停地向大脑发送信号，要求你进食此类食物，这是一种正反馈。不过你喜欢吃的，不代表就是健康的。如果吃的东西好、健康，自然会养育很多好的细菌，对人体的健康就有利；但是反过来，如果吃得不好，就会损害人体的健康。

关于饮食好还是不好，人们的认识是在不断进步的。过去几十年，老百姓一直觉得精米、白面是好东西。但是在过去30年，我国的糖尿病患者人数增加了近10倍，并且高血压、心脏病、孤独症等疾病的患者人数也在飙升。

除了饮食结构可以影响肠道菌群，抗生素同样也可以影响肠道菌群。

如果你服用了抗生素，这些抗生素就会进入你的肠道，当然也包括大肠。只需要服用一次，你就把你的肠道菌群，尤其是好的细菌，杀死了一小半。

用抗生素处理肠道炎症等于把那些做事的好细菌也杀光了，那么你的健康就会受到威胁了。我们所接触到的有胃肠道问题的患者，其中有相当比例的人都是曾经或多或少使用过抗生素的人。使用抗生素虽然能把眼前的问题解决了，却遗留了更大的问题在后面。

肠道菌群这个"隐形器官"是我们不得不重视的存在。

"超级系统"是因为有肠道菌群的存在而变得"超级"，所以请爱护我们的肠道菌群。

诸位食客，希望读完这一章你能明白胃肠道的重要性。重视自己的饮食，就能让自己的胃肠道更加健康。

第二章　肠道菌群王国

第一节　肠道里的微生物王国

在人体的消化道、皮肤表面、泌尿生殖道、眼睑、鼻腔、呼吸道内表面等处都分布着大量的微生物，其中以消化道内的微生物数量最为庞大。从口腔到胃、小肠、大肠，再到直肠，凡是与外界相通的地方都有微生物分布，数量不等。

理论上，凡是可以定居在人体内的微生物都可以对人体产生或多或少的影响，包括细菌、古细菌、病毒、噬菌体（专门吞噬细菌的细菌病毒）、真核生物（如念珠菌、酵母菌）等，它们统称为微生物群（microbiota）。其中影响最大、目前了解最清楚的就是**肠道菌群**。

不必害怕，因为大多数细菌对人体都是有益或者无害的。虽然它们是活的，但是并不会吞噬人体。只有少数情况下它们才会让人受折磨。

目前，已知的定居在胃肠道内的肠道细菌数量大约超过 10 万亿个，最多可能会达到 100 万亿个。这是什么概念？一个人的所有体细胞总数也只有约 10 万亿个。它可能是人的体细胞总数的 10 倍。

当然，细菌的个头很小，数万个细菌摞在一起也只有一个普通的人体细胞那么大。它们的对比就像是老鼠和大象一样，差距巨大。所以虽然它们的数量很多，占据的空间却不大。自然界里的细菌很小，形状可以大致分为球状、杆状、螺旋状等，大小一般在 1 ～ 10μm，但是种类却是出奇得多。目前已知的细菌种类就多达几十万种甚至上百万种，而且它们相互之间有很大差异。

比较典型的细菌，如大肠杆菌、葡萄球菌、霍乱弧菌等，它们在分类上都属于原核生物。它们没有真核生物常见的细胞核、细胞器、线粒体等，基因组比较小，繁殖极快。

在地球的任何地方，如高山、河流、土壤、树叶和空气中，都密密麻麻分布着各种各样的细菌，甚至在深海里的火山口附近都有细菌存在。

土壤中微生物的数量可达每克百万至数亿个，其中以细菌为主，可占微生物总数的 70% ～ 90%，放线菌、真菌次之。这个比例有一定的地域差别，比如北方地区的土壤中细菌较多，真菌偏少，而长江以南的地区霉菌、酵母菌偏多，细菌偏少。无论是几万米的高空、几千米的深海，还是几千米深处的岩石里，都有细菌的身影，甚至超过 100℃ 的水里和零下几十度的冰冻层同样有细菌的身影。

细菌是这个地球上数量最大的生物，远远超过哺乳动物的数量。虽然大自然中的细菌种类很多，但是因为它们的生存需要氧气，所以大多数细菌需要生活在土壤、水、森林、空气里。但是人体内部基本是无氧环境，或者是超低氧气环境，因此可以存活下来的细菌绝大多数都是厌氧菌。所以可以把人体肠道内部想象成一个密闭的发酵罐。

在这种情况下还能够存活下来的细菌就没有那么多了，不过仍然有 1000 种不同种属的细菌可以存活下来。自然界中所有已知的细菌可以划分为 50 个菌门，但是能够在人体内存活的仅有以下 6 个菌门。

1. 厚壁菌门（Firmicutes），属于革兰阳性菌，如梭菌属（Clostridium）、链球菌属（Streptococcus）、葡萄球菌属（Staphylococcus）、肠球菌属（Enterococcus）。

2. 拟杆菌门（Bacteroidetes），属于革兰阴性菌，如拟杆菌属（Bacteroides）、普雷沃氏菌（Prevotella）。

3. 放线菌门（Actinobacteria），属于革兰阳性菌，如分枝杆菌属（Mycobacterium）、诺卡菌属（Nocardia）。

4. 变形菌门（Proteobacteria），属于革兰阴性菌，如埃希菌属（Escherichia）、志贺菌属（Shigella）、沙门菌属（Salmonella）。

5. 疣微菌门（Verrucomicrobia），如疣微菌属（Verrucomicrobium）。

6. 梭杆菌门（Fusobacteria），属于革兰阴性菌，如梭杆菌属（Fusobacterium）。

在人体内，这 6 个菌门细菌的数量并不相同。实际上，肠道菌群内各种细菌的数量差别很大，其中厚壁菌门和拟杆菌门的细菌数量占细菌总量的 90% 以上，而其他细菌则占很小的比例。具体到每个个体内的细菌比例，则可能是厚壁菌门多于拟杆菌门，也可能是拟杆菌门多于厚壁菌门。

100 万亿个细菌的总质量为 1 ～ 1.5kg，与肝脏的质量相当，或者相当于 4 个心脏的质量。大家可以想象一下，这些细菌联合起来的功能该有多么强大。

第二节　人体细菌来源于空气、食物和水

细菌是如何出现在人体内的？

我们所生活的大自然，到处都充满了细菌，空气里、水里到处都飘荡着看不见的细菌。我们平时所吃的蔬菜、水果、坚果的表面也都有很多细菌。当我们吃饭、喝水或是呼吸的时候，这些微生物就会进入体内。即使是刚出锅的热气腾腾的馒头，只要放在空气中，就会有细菌落上，待馒头温度下降，细菌就会生存下来，随即被吃到肚子里。

婴儿出生前，在母体的子宫里时基本上是处于无菌状态的。从出生的第一秒开始，空气中的细菌就开始附着在婴儿

体表，随着呼吸进入呼吸道，进入肺脏，又随着第一口母乳（对，你没有看错，母乳里也有细菌。它们绝大多数是从母体的肠道里转移来的）进入消化道。从此细菌就在婴儿的胃肠道内定居下来了。所以从一出生，人体的皮肤上、呼吸道里和消化道里就有细菌进驻和繁殖了。

可以说每一种在人体内发现的细菌，其最初的种子细菌都是随着空气、水和食物进入人体的。比如在我们所吃的葡萄表皮上，有天然酿酒酵母、肠膜明串珠菌、酒明串珠菌等细菌。

绝大多数的水果、蔬菜表面也都有类似的天然附着菌。比如在蔬菜的叶面上、杆茎上，乃至埋藏于地下的块根上，都有微生物附着。直接以叶面作为栖息环境的微生物称为叶面微生物，包括细菌、真菌（尤其是酵母菌）、藻类等。比如从玉米须、卷心菜、莴苣、黄瓜等植物中可以分离得到乳酸乳球菌；从蔬菜和青贮饲料中可以分离得到明串珠菌。

泡菜、酱豆、毛豆腐等就是利用附着在食物表面的微生物（主要是细菌和真菌）发酵形成的，在这个过程中不需要额外添加任何微生物。葡萄酒的酿造也是如此，根本不需要额外添加微生物，因为葡萄的表面自带微生物。

当人体进食这些蔬菜、水果的时候，细菌也会随之进入体内。人体的肠道菌群绝大多数是循着这个途径进入消化道的。其中一部分不适应人体内环境的细菌可能会被消灭掉，或者直接排泄出去，而能够适应人体内环境的那些细菌就会在人体定居下来。

我们每天吃到肚子里的食物，在消化功能正常的情况下，经过口腔的咀嚼、胃的酸化、十二指肠的消化和空肠、回肠的吸收，大多数已经被人体消化吸收完毕了，剩余的食物基本上就是人体无法消化的部分（比如植物纤维素、几丁质、树胶、麸质等），以及少部分还没有来得及消化的部分。这些食物堆积在大肠，成为肠道菌群最好的食物。

食物残渣的个头很大，而细菌的个头很小，可能只是残渣的几万分之一，自然不可能把食物残渣吞到体内。但是细菌很聪明，它们会把消化酶分泌到菌体以外来发挥作用。还有一些消化酶就固定在菌体外的胞膜上，通过这些消化酶，细菌就可以消化食物残渣了。很多种细菌会分泌出很多种消化酶，得到的产物大家会共享，过着一种"共产"的生活。

大多数细菌分泌的消化酶都是人体内所没有的。比如我们将会在下文提到的多形拟杆菌，它能够合成260多种消化植物成分的酶，如纤维素酶、葡聚糖酶、果胶质酶等，远远超过人体内消化酶的数量。也就是说，人体无法利用的部分，它们却可以很轻松地消化，这极大地增加了细菌对食物残渣的利用率。

牛羊等反刍动物对草、树叶等人类无法利用的食物也是借助于很多细菌来完成消化吸收的。这些细菌分布于动物的瘤胃里，帮助其消化食物。这些食物是人体本来就无法利用的，而细菌的存在极大地增加了人体对食物的利用率。食物消化分解之后形成的小分子产物就成为细菌的养分，从而被吸收利用；另外一些产物，如短链脂肪酸等，则可以供给人体细胞使用。

总之，因为大量食物残渣的存在，使得大肠内聚集了人体内密度最大的肠道微生物。其数量可达数万亿至数十万亿个。正常成年人排出的粪便里，除去水分，剩下的固体成分中有一半是肠道细菌。

人体肠道内的细菌数量取决于三项指标，分别是从口腔进入的细菌数量、排泄出去的细菌数量，以及在肠道内繁殖的细菌数量。其中最后一项的变动比较大，常取决于人的饮食结构。

你摄入的食物，有可能会造成以这些食物为生的细菌的爆发式增长。比如一个常年吃素的人，可能肠道内会有部分残存的食肉细菌（可能是临时改换口味以适应生存，这个现象是存在的），此时如果吃了一大顿肉食，这些细菌就会在短时间内急剧增加。

想想它们可能20分钟就繁殖一代，如果没有什么限制因素，24小时以后将会是一个惊人的数字。所幸限制细菌繁殖的因素很多，可以使它们总体上处于一种平衡状态，不至于让某些细菌过度繁殖。

氧气并不是限制细菌繁殖的因素，因为肠道内的细菌99%都是厌氧菌。水、营养成分和其他细菌（包括它们分泌的抑菌肽）才是限制因素。

大多数细菌可以不需要氧气，但是一定需要水，也一定需要食物。再小的微生物也是生物，就需要能量和营养供应。对人体有用的那些营养成分，如葡萄糖、氨基酸、脂肪酸、微量元素、维生素等，早已在胃和小肠内被吸收入血准备供人体使用了。

所有不能被人体吸收利用的东西，理论上都可以作为肠道细菌的食物（作为一个整体来说，我不得不说细菌"不挑食"）。除非摄入了某种食物，而肠道内恰好没有可以利用它的细菌，那它就只好被排出体外了。

工业加工食品或者烧烤过的食物基本上是没有细菌的，因为它们早已被杀死了。这类食物对于维持人体的菌群平衡不利，对人体健康也不利，所以是不被推荐的。

理论上，所有的细菌都有可能在体内定居。但是实际上，自然界中的大多数细菌在人体内都找不到。因为空气中的大多数细菌都需要氧气才能生长繁殖，而人体肠道内的绝大多数细菌（约有99%的细菌）都不需要氧气，甚至讨厌氧气。比如双歧杆菌在有氧的情况下是无法存活的。

氧气分子很活跃，很容易把生物体内的其他分子氧化，在代谢过程中会产生大量的"过氧化氢"或者"超氧化物"。这些东西会极大地损害细菌的健康。如果不解除它们的危害，用不了几个小时，细菌就会死亡。

幸运的是，需氧生物体内有两种酶——超氧化物歧化酶和过氧化氢酶，它们可以轻松解除超氧化物和过氧化物对细胞本身的危害，使其不害怕氧气。

厌氧生物体内缺乏这类酶，因此其相应成分被氧化以后就会失去生命。所以它们只适合生存在氧气非常稀薄的地方，比如大肠内部。实际上，消化系统前端，如口腔中的氧气含量还是比较充沛的；胃内也同样有氧气，当然浓度已经下降了。

相当一部分闯入体内的细菌在胃内超低的 pH（也就是非常酸）环境中就已经夭折了，再加上氧气不是那么充足，更多的细菌就被送上了"黄泉路"。一小部分非常顽强的细菌，以及部分被食物颗粒保护的细菌，经受住了的考验，闯过了胃酸的"鬼门关"，顺利经过小肠进入了大肠这个肠道细菌的最大栖息地。

于是我们就看到了肠道内的厌氧性细菌奇观：每克肠道内容物就有多达 10000 亿个细菌密密麻麻地排列在一起，而肠道内所有细菌的总量可达 100 万亿个。

第三节　肠道细菌在体内广泛分布

肠道菌群在人体的消化道内并不是均匀分布的，而是呈现出逐渐增多的趋势。另外，人体内的肠道细菌处于流动或半流动状态，不会总是固定在某一个地方，可能会随着食糜团沿着消化道往下走。

胃内的菌量比较少（因为胃内的酸度很高），小肠内的细菌就逐渐增多，而大肠内的细菌就会急剧增多。胃内的平均菌量大概是每毫升内容物有 1000 个细菌，其中幽门螺杆菌的含量比较多。

小肠内的细菌量是每毫升 1 万～ 10 万个。大肠内的细菌量最大，每克肠道内容物所含有的细菌数量可达 1 万亿个。

为什么肠道内的细菌量差别这么大？

影响肠道菌群分布的原因主要有：① 营养可获取度。② 肠道蠕动速度。③ 水分含量。④ 胃肠液的酸碱度。⑤ 胆盐浓度。⑥ 氧气含量。⑦ 肠道褶皱程度。⑧ 黏液分泌量和流动性。

需要强调的是，细菌是生物，就要吃东西，如果某一部位有较多的食物残渣，必定会有较多的细菌，反之亦然。

比如在口腔内，食物经过咀嚼之后大部分会被吞咽进入胃肠道，但是总会有一些残渣遗留在口腔内。这些残渣如果没有被清洗掉，就会在口腔内成为细菌的食物。

再比如食物在胃内待的时间不长，只做简单的初步消化。按理说胃这么大，应该很适合细菌的生长。但是胃太特殊了，它时刻都在分泌胃酸，导致胃内的酸度很高（pH 值为 0.9 ~ 1.8）。对大多数细菌来说，这个酸度是非常致命的，根本无法存活下来。只有一个耐酸的幽门螺杆菌（Hp）不畏惧胃酸，勇敢地居住在胃内。

严格来说，幽门螺杆菌并不是真正的不怕酸，而是得益于胃内表面那层厚厚的黏液保护层（厚度约为 300μm，由杯状细胞分泌形成）。幽门螺杆菌因为躲在黏液层之下，因此得以生存下来。但是即使在这种有保护的情况下，绝大多数细菌也无法在胃内存活。

大多数细菌都会被胃酸消灭掉，只有少数细菌会趁着食物进入胃内，在酸度变弱的情况下，被食物颗粒裹挟着逃到小肠里。所以，如果有细菌想进入人体，胃酸是第一条屏障。

> 正因如此，临床中建议益生菌应该在饭后立即服用，因为此时胃液的酸度没有那么高，益生菌更容易躲过胃酸的灭杀而逃到小肠。只要一进入小肠，环境就不一样了。

胰腺所分泌的胰液和胆囊内的胆汁，都是呈弱碱性的，如胰液的 pH 值为 8.0 左右。人体一昼夜可以分泌 1 ~ 2L 胰液，其可有效地中和从胃内流下来的胃酸，因此在小肠里的细菌更容易存活下来。小肠的肠腔内平时基本上没有什么东西，因为食物在这个器官里基本上都被完全消化吸收了。蛋白质、脂肪、碳水化合物、核苷酸等成分都被各种酶消化成小分子并被吸收了。

剩下的少部分没有被完全消化的食物残渣就会被排到大肠中去。还有些食物，如抗性淀粉、蔬菜中的粗纤维，无法在小肠中被完全消化，因此就会在大肠中累积。

细菌在大肠里可是如鱼得水。这里没有氧气，厌氧菌喜欢；这里营养非常丰富，细菌更喜欢；还有在前面尚未吸收的水分；而且大肠蠕动比较缓慢，这些都是细菌喜欢的。对它们来说，大肠里简直就是"天堂"。

在这个"天堂"里，众多的细菌一起分泌各种消化酶来消化残渣，把其降解成小分子成分供其吸收利用。300倍于人体基因组数量的细菌，分泌出成千上万种人体完全不具备的酶，完全可以把人体无法利用的食物残渣（如纤维素、几丁质等多糖大分子）化作营养，同时供自身繁殖。

所以在大肠里聚集了人体内数量最大的细菌群体。如果我们在日常饮食中不提供这些富含纤维素的食物，肠道细菌的种类和数量就会大大减少。在这种情况下，就非常容易导致便秘。

这些细菌平时是被一层薄薄的肠道上皮约束在大肠腔内

的，一旦大肠上皮细胞层出现细微的漏洞，就会有细菌进入真正的人体内部，如肝脏、血液里。

目前已经发现，人体血液中含有少量细菌。这些细菌极少部分可以通过细菌培养鉴定出来。若是采用更加敏感的定量PCR 的方法，则可以鉴定出更多的细菌。出现血液感染症状的患者，其血液中的细菌数目可达每毫升 1000 ～ 10000 个，甚至更多，这些细菌有可能就是通过肠道的漏洞进入血液的。

哺乳期妇女的乳汁中同样也有细菌。以前人们认为，母乳是无菌的，但是 2003 年，Martin 等人发现所有的哺乳期妇女的母乳里都含有细菌，其中仅乳酸菌的含量就达到每毫升 2万～ 10 万个。处于哺乳期的妇女的乳汁中实际上可能带有上千种细菌。毫无疑问，这些细菌会进入婴儿体内。不过不用担心，这些细菌大多数都是好的细菌，都是对婴儿有益的。一旦进入婴儿体内，定植到肠道以后，它们就可以增强婴儿的免疫力。

另外，人体内很多器官的炎症，其细菌源头多数应该与肠道细菌的逸出密切相关。这些细菌随着血液进入组织器官的末梢血管，在机缘巧合之下可能引发局部炎症。

人体皮肤与外界接触，而皮肤腺体分泌物中的尿素、氨基酸、无机盐、脂质等也可以成为微生物的养料，因此可能有大量微生物在皮肤上定植。一般在皮肤上存在的微生物种类有葡萄球菌、八叠球菌、棒状杆菌等。一个健康成年人全身各处的皮肤上分布着 1 亿～ 100 亿个微生物，每平方厘米微生物的数量就有 1 万～ 100 万个。微生物还存在于深层皮肤中，如真皮层和脂肪层，其中主要是放线菌门、拟杆菌门、厚壁菌门、变形菌门四个菌门。

第四节　肠道细菌终究是外来物

我们现在已经知道，人体内有大量的细菌，数量多到无法计数。但是，细菌毕竟是外来生物，对人体来说属于异物。无论如何，人体对它们还是有防范手段的。在漫长的进化过程中，人体内演化出了多种手段，以避免外来细菌对人体造成不利影响，如物理机制、化学机制和免疫机制。

物理机制，如紧闭的肠道上皮细胞层；化学机制，如胃酸、短链脂肪酸、胆盐等；免疫机制，如抗体、炎症因子和免疫细胞。其最终的结果是，绝大多数肠道细菌被幽闭于密闭的肠道内，主要是大肠内。这个结果可以最大程度地防止那些坏细菌对人体产生不利的影响。

人体内的细菌根据其对人体的影响可分为三大类：共生菌、条件致病菌和致病菌。

共生菌，如双歧杆菌、乳酸菌等，与人体是互利共生关系。人体为细菌提供生存场所和营养，而细菌则产生有益的物质以保护人体健康。共生菌占肠道菌群的大多数。

条件致病菌，如肠球菌、肠杆菌等，可以说是肠道内的"墙头草"。在正常条件下，由于大量共生菌的存在，这些细菌并不容易造成危害。但在一定条件下，它们会大量繁殖，就会对机体产生不良影响。条件致病菌占肠道菌群的少数。

致病菌，如引起食物中毒的沙门菌，导致腹泻的致病性大肠杆菌、霍乱弧菌等，一般不常驻于肠道内；若不慎摄入，则有可能在肠道内大量繁殖，导致疾病。

大多数情况下，一两种致病菌不会导致疾病发生，往往需要大量细菌或多种菌株共同作用才会导致疾病的发生。

为了防范细菌的危害，人体内形成了众多防御机制。比如在小肠和大肠内，细菌很难直接与肠道上皮细胞进行物理接触，因为有一层叫"黏液"的东西能将二者隔开。肠道中的一种杯状细胞，可以不停地分泌黏液，使其覆盖在肠道内表面，起保护作用。通常情况下，能够进入黏液的细菌并不多，即使进入了也会被黏液困住，这样就可以防止细菌（尤其是坏细菌）直接侵袭肠道的上皮细胞。从口腔到胃、小肠、大肠，再到直肠的整个胃肠道上皮都有黏液在日夜不停地分泌、更替和流淌着。黏液的作用就是保护消化道上皮。

在人体肠道黏膜上的免疫细胞可以大量分泌 IgA 抗体，从而有效地杀灭坏细菌，同样可以保护人体。

人体所携带的大部分细菌都是人类的好朋友，至少是对人类无害的。只有少数的细菌是条件致病菌，也就是在特定条件下会干坏事的细菌。

条件致病菌就像三国时期的魏延，有诸葛亮的时候还没有事，一旦没有了诸葛亮，他马上就谋反。在人体内，免疫系统就像是诸葛亮，一旦免疫系统出问题了，条件致病菌就立刻"谋反"。当人体衰老以后，免疫系统功能下降，条件致病菌就更有机会"谋反"了。当然这个过程免不了会有一场大战，其后果就是免疫反应和炎症，出现的症状就是腹泻、腹痛等。

我们必须知道，肠壁是由细胞组成的，而细胞本质上是柔软的、薄薄的一层"肉"，其厚度仅有几十微米。它不是钢铁，所以肠壁不可能把肠道细菌永远隔绝在肠道之内。如果肠壁被其中的细菌渗透了，部分细菌就会穿过肠道，进入血液，然后随血流进入其他器官。更何况有时即使肠壁是完整的，仍然会有部分细菌进入人体其他器官。在某些情况下（如肠漏），甚至会有更多的细菌进入血液。

在正常情况下，细菌想穿过肠壁并不那么容易，因为它首先需要穿过几道屏障（如黏液屏障、免疫屏障、细菌屏障等），才能靠近肠道上皮。在肠道上皮上，除了有较多的肠细胞，还有一些其他细胞。

既然细菌可以进入血液，那么它就有可能进入其他器官。有些细菌一般不会致病，但是如果患者的身体素质很差、免疫力低下，也难保这些家伙不会趁机兴风作浪。假如肠道不健康，那么潜伏在肠道内的坏细菌就会引发其他器官的疾病，比如肺部疾病。中医说"肺与大肠相表里"，或许就是这个意思。

无论怎么说，肠道细菌终究是外来物，人体内的免疫细胞一旦与其接触，总是会发生免疫反应的。但是令人惊讶的是，相当多的细菌不但不会让免疫细胞发起攻击，反而能够锻炼免疫细胞。

有相当多的文献证明，肠道细菌可以帮助锻炼人体免疫系统，促进免疫系统的成熟。已知无菌小鼠（生活在绝对无菌的环境中，甚至食物、水和空气都是无菌的）的免疫系统有很大的缺陷，其IgA分泌低，派尔集合淋巴结更少，但在移植了正常的肠道菌群之后，这些小鼠的免疫功能就能恢复正常。

如果肠道细菌出了问题，那么细胞就无法保持正常功能，免疫系统就可能在成熟能力上受损，使本该被淘汰的免疫细胞保留下来，而这些不成熟的家伙就可能犯一些把自己人当成坏人来攻击的错误，也就是自身免疫病。

另外，一些肠道细菌不但不会帮助免疫系统，反而会诱导免疫细胞发生炎症反应，导致多种疾病的发生，如哮喘、过敏、类风湿关节炎等都是属于此类问题。

第五节　肠道菌群常见问题问答

为了方便读者对肠道细菌有更深入地了解，我们整理了十二个常见问题，列述如下。

问：细菌是什么？

答：细菌是很小很小的生物，一般长度是微米级的。1μm 是 1mm 的 1/1000，足见它们有多小。我们用肉眼根本看不到它们，在空气中也感受不到它们，但是它们无处不在。可能迎面吹来的风里就有许许多多的细菌，但是我们并不知道它们的存在。

细菌的结构简单，不需要很多原材料就可以繁殖，甚至一粒大米大小的食物就足够供养几十亿甚至上百亿个细菌。食物如果暴露在空气中，很快就会腐烂，其中就是细菌在发挥作用。细菌以这些食物为食，养活自己和后代，于是就把食物腐败掉了。

强调一下，这类导致食物腐败的细菌主要是需氧菌。

之所以食物会很快腐败，是因为在我们生活的环境中到处都有细菌，而且越是温暖潮湿的地方，细菌就越容易滋生和繁殖。不过，在南方潮湿空气里的细菌和在北方干旱空气里的细菌肯定是不一样的，而不同的细菌也就造就了不同的饮食习惯。

比如在一期《舌尖上的中国》中就曾经介绍过安徽毛豆腐。那种毛豆腐的做法如果在北方肯定不行，因为北方的空气中缺乏那种特别的微生物（主要是毛霉类的真核生物）。所以"一方水土养一方人"是非常有道理的，不同的环境下微生物的种类不同，进而造成食物的不同，而不同的食物又造就了不同的饮食文化。以后我们还会发现，微生物对人体的影响远远超出以往的认知，更能让人理解"养一方人"的深层次含义。

问：地球上有多少种细菌呢？

答：它们的种类非常非常多，目前已经知道的种类就多达几十万种，比地球上所有的大型生物种类加起来还多。它们的分布范围极广，从几万米的高空大气层到几千米的海洋深处，无处不在。比如在1g土壤中就有几十亿个细菌。

而且它们可以适应各种各样的极端环境，比如高度缺氧、高压、极热或者高硫环境等，它们都可以生存。在地球的任何地方，如高山、河流、土壤和空气中，密密麻麻分布着各种各样的细菌，甚至在深海的火山口附近都有细菌。

细菌是定居地球的第一批房客，也是永远都不可能被赶走的房客。其实我们人类是后来者，细菌才是地球的主人。从出生的第一秒起，细菌就进入了我们的体内，在我们的口腔、食管、胃肠道、皮肤表面定植。大部分细菌是人类的好朋友，至少对人类是无害的，只有很少一小部分是对人类有害的。目前研究最多的就是人体的肠道菌群。

问：肠道细菌是怎么回事呢？

答：肠道细菌就是所有生活在肠道内的细菌的总称。

我们前面说过，地球上存在的细菌已经知道的有几十万种，其中大多数都需要氧气才能生存。但是在人体的肠道内，氧气非常稀薄，因此只有不需要氧气的细菌才能生存下来。肠道细菌不是一种或几种，而是很多种，目前推测可能多达1000种。每种细菌又可以细分成很多菌株，目前推测其菌株数可能有8000株。

实际上不仅肠道有细菌，人体所有暴露在外的部位都有细菌居住。比如皮肤、鼻腔、口腔、阴道等。当然细菌最多的部位就是消化道最末端的大肠（也叫结肠）。在这里，布满了尚未被小肠吸收利用的食物残渣和密密麻麻的细菌，每一个细碎的食物残渣附近都布满了各种各样以它们为食的细菌，所以这里的细菌应该是成簇分布的。

问：肠道细菌都会导致疾病吗？

答：当然不是。

实际上，在目前已知的几十万种细菌中，真正的致病菌种类很少，只有几十种而已。其他绝大多数的细菌都是相对健康的。当然，这些致病菌都是大大有名的，因为它们导致的疾病包括天花、痢疾、伤寒、结核、破伤风、霍乱等。每一种疾病在历史上都曾导致成千上万的患者死亡。所以它们都大大有名。

但是在现代社会中由这些致病菌导致的疾病已经很少了，很少出现由一种细菌导致的大规模疾病流行的情况。目前的大多数问题都是菌群失调导致的。既然称之为"群"，那就意味着是由很多种细菌协同发挥作用导致的。

问：这些不同种类的细菌都有哪些功能？

答：我们每天吃的食物中含有各种各样的成分，包括蛋白质、脂肪、碳水化合物、核酸，也包括微量元素、维生素等。

这些成分滋养了不同的细菌。细菌的基因组并不大，一般就是 400 万～ 600 万个碱基对，通常有 4000 余个基因。除了细菌本身用于基本繁殖的相关基因和菌体构建基因外，不太可能会有对各种营养成分都能代谢的基因，因此一般来说细菌的食谱是比较简单的。比如有的细菌可能只吃碳水化合物，有的可能只吃蛋白质，有的可能只吃脂肪。

即使是只吃碳水化合物的细菌，也会有很大不同。因为碳水化合物的范畴很大，包括淀粉、单糖、纤维素、复合多糖及一些糖类衍生物等。其化学结构五花八门，所以想利用它们就需要各种各样的代谢酶。更不用说淀粉又有不同的种类，包括支链淀粉、直链淀粉和抗性淀粉等。

所以即使是以碳水化合物为食的细菌，也会有很大不同。细菌的酶会分布在细菌表面或者被分泌到细菌周围，从而帮助细菌高效地从橙子、苹果、马铃薯、小麦胚芽等食物中汲取营养素。而人类能够合成的此类消化酶的数量要少得多，而且还缺乏能消化以木糖、果胶、阿拉伯糖为组成单位的多糖的酶。

经过计算，多形拟杆菌发酵多糖的产物为它的人体宿主提供了每日所需热量的 10% ~ 15%。更不用提，这些细菌还可以分泌短链脂肪酸、维生素等对人体非常有益的组分。

问：肠道菌群一旦形成就会稳定下来吗？

答：肠道菌群在人生的不同年龄段具有一定的差异。在成年期这段漫长的时间段里，肠道菌群是比较稳定的；进入老年期后，有益菌双歧杆菌的数量减少，有害和腐败性的细菌，如大肠杆菌、梭状芽孢杆菌的数量增多。

但是实际上肠道菌群是一个动态概念，很容易受饮食结构、年龄、生活方式、抗生素等的影响。研究显示，饮食改变所导致的肠道菌群变化在 24 小时之内就会出现。

高脂饮食喂养的小鼠会出现更多的厚壁菌和变形菌，拟杆菌则明显减少。抗生素会影响我们体内的共生细菌。研究发现，当实验小鼠口服抗生素 4 周之后，它们肠道内的共生菌数量会降至原来的 1/5，且菌种组成也产生了巨大改变。

问：抗生素会杀死肠道细菌？

答：是的。

以青霉素（一种 β 内酰胺类抗生素）为例，它可以和细菌体内的一种蛋白质结合，破坏细菌的细胞壁，使菌体失去渗透屏障而膨胀裂解，从而导致细菌死亡。如果是带有内毒素的细菌，死亡以后就会把内毒素释放出来。少量的细菌死亡可能没有影响，但是大量的细菌死亡，短期内可以让人体出现赫氏反应（详见第十二章）。

反之，如果某些细菌体内带有 β 内酰胺酶，这种酶就可以在青霉素等抗生素发挥作用之前就把它降解，其表现就是抗药性。也就是说，即使用了抗生素也杀不死细菌。不同的抗生素有不同的抗药降解酶。

大自然就是这么奇妙，有矛就会有盾。现代社会，抗生素的大量应用，等于人为帮助细菌筛选出了很多抗药菌株。

问：细菌在人体肠道内生存需要什么条件？

答：任何生物要想生存至少需要两种成分——营养成分和水，细菌也是一样。实际上，人体肠道内氧气的含量非常稀薄，以至于只有很少的需氧菌能够生存下来。肠道内的绝大多数（99%）细菌都不需要氧气，或者说讨厌氧气，它们都是厌氧菌。

细菌的一个主要组成成分就是水，可以占到其总重量的75%～90%。因此如果我们想要促进细菌繁殖，就**一定要多喝水**，这样才能提供足够的水分让细菌繁殖。有了水，细菌还需要养分才能有效繁殖。这个养分，可以说大有文章可做。

比如，从营养和肠道菌群的角度来看，可以说一种营养物质可以滋养一类细菌。

前文提到，有些细菌喜欢吃肉，尤其是红肉；有些喜欢吃精米、精面；有些喜欢吃抗性淀粉、纤维素，还有些喜欢吃辣。以四川、湖南为例，这两个地方的人都爱吃辣椒，可是他们并不是一生下来就能吃辣，而是随着年龄的增长逐渐变得能吃辣。如果以此为对象做一项科学研究，就一定会发现，爱吃辣椒的人应该会有一类比较接近的肠道细菌。这些细菌可能会赋予人一些独特的性格。比如"辣妹子"一词，就是指那些行事果断、坚决的女性。这也许与她们体内有一些"辣细菌"有关。

我自己的经历也是颇耐人寻味的。我以前特别喜欢吃辣的食物，可以说无辣不欢，顿顿都要吃"老干妈"。这几年经过肠道调理以后，我赫然发现自己竟然已经不爱吃辣了。几个月不吃"老干妈"，我也不想它，应该就是我体内那些喜欢吃辣的细菌已经被清除掉了。

现在已经发现，食物可以赋予肠道与之有关的特别细菌。也就是说，肠道内与食物有关的细菌会大大增多。一个合理的推断：这些细菌能够发送信号给大脑，让大脑产生一种需要赶快进食此类食物的信号，然后人体就会主动去寻找和进食该类食物。

这究竟是如何实现的，目前还不知道，或许是通过释放某些化学分子来实现的。

相信每一个人都有这样的体会：有的人喜欢吃某个食物，就总是吃它，离开了它就不舒服，但是另外一个人甚至讨厌这个食物。这究竟是什么原因呢？

现在推测，有可能就是我刚才提到的那个原因。

肠道细菌只认可它们自己喜欢的食物。如果到了饥饿的时候还没有进食，该细菌就会发送信号让人赶快摄取该食物。老百姓经常挂在口头的"勾起了馋虫"竟然可能是真的！只不过不是虫子，而是细菌。

仔细想想：究竟是我们在主动吃饭，还是细菌在控制我们的行为？

问：细菌也会对人体发号施令吗？

答：是的。

这是很多人没有想到的。我们一直以为自己是身体的主人，能够主宰自己的命运。但是实际上，我们连自己的食欲都无法真正控制。

很多人贪食，爱好某些特别的食物，实际上并不是他们自己喜欢吃，而是他们肚子里的细菌喜欢吃，然后对他发号施令，就像被下了蛊一样。有趣的是，他自己并不知道这一切，还以为就是自己喜欢。就像我们刚才说的，"馋虫"是真实存在的。

问：肠道细菌对人体究竟是好还是坏？

答：肠道菌群对人体的影响非常大，但是如今有 99.9% 的人都还不知道它们竟然可以如此强大地影响人体健康。

我们可以简单地将肠道菌群分为两类——好细菌和坏细菌。当然还有第三类,也就是不好也不坏的墙头草细菌,随时有可能会倒向某一边。

如果用中医理论来解读,可以分为正气(好细菌)和邪气(坏细菌)。你看,我们前面说肠道菌群可以作为中医和西医沟通的通路,这里就可以看出来了。

在健康人中,通常是正气压倒邪气的状态,也就是说好细菌制约坏细菌;但是在老年人和体弱的人中就是邪气压倒正气,也就是坏细菌制约好细菌。可以说,好细菌对人体的健康有利,坏细菌对人体的健康有害。人体内的细菌实在太多了,它们对人体的影响巨大。

问:是不是可以说,我们人体实际上是人体细胞 + 细菌的混合体?

答:实际上,准确来讲,我们每一个人都是人体细胞 + 微生物的混合体。这里的微生物主要是指细菌。由人体和细菌组成的这么一个混合体,可以称之为"自然人",也就是生活在自然界的人。自然界的各种微生物,不可避免地会黏附在人体内,成为人体的一部分,这就构成了"自然人"的基础。这个过程,从人出生的第一秒就开始了。人的一生,就再也无法挣脱各种各样的微小生命对其的包围了。

问：既然细菌在人体内广泛存在，现在应用抗生素又很普遍，那么滥用抗生素会导致什么后果呢?

答：很多人，包括很多医生，并不知道或者不太知道我们前面描述的这样一个事实——人体内有很多细菌，绝大多数细菌对人体无害，一部分细菌对人体有益，就盲目地使用抗生素。这样就等同于不分青红皂白地灭杀身体的细菌，当然也包括很多好细菌。

其实这些细菌对人体有很多益处，比如有的细菌可以产生B族维生素，还有一些可以产生多巴胺、5-羟色胺、γ-氨基丁酸等神经递质。另外，好细菌可以帮助增强免疫力，帮助睡眠，帮助稳定情绪。

滥用抗生素狂杀细菌的后果通常是很严重的，我们也曾遇到几个因为滥用抗生素而导致消化道疾病或自身免疫病（如红斑狼疮）的案例。

第三章　肠道细菌的强大功能

第二章我们讲了肠道细菌在人体内的分布，但是这对于理解肠道菌群对人体的影响仍然不够。肠道细菌对人体或好或坏的影响都基于其自身的结构和生理功能，并且是综合作用的结果。

细菌的一切功能都构筑在其自身生存需要的基础上。它会在保证自身生存的基础上适度给予其他生物体益处，同样也可能给予害处。**本质上，细菌和所有生命一样，都是自私的。**这就意味着，细菌首先需要自身存活，因而就需要营养、水，需要能量，需要适宜的环境。它对人体的所有影响都是附带产生的。

当然，经过数百万年的演变，总体而言，人体本身和肠道菌群是和平共处、互惠互利的。如果细究起来，一定是有的细菌对人体有利，有的细菌对人体有害；有的细菌在某些情况下有利，而在某些情况下有害。

我们前面提过，所有的大肠内细菌都过着一种共享共有的生活。每一种细菌都做出了贡献，同时也得到了收获。有些细菌的贡献会产生一些特别的产物，并且吸引着其他需要这些特别产物的细菌，它们就形成了一个小团体。团体的情况取决于组成它们的细菌的种类和功能，而本质上是细菌基因组和营养成分，以及人体内环境的合力。基因组决定了细菌的结构，营养成分决定了细菌的数量和生理功能。

细菌的结构，尤其是活菌的外膜结构，是细菌展示自己的"名片"。它和人体的碰撞可以极大地影响人体，包括免疫反应。它的结构模式，显然是不同于人体细胞的，因此轻易地就可以被人体的免疫系统识别出来。

第一节　细菌长什么样

细菌是原核生物，它没有专门的细胞核，而是在核心区域，有一个类似细胞核的存在（被称为类核），其内储存着细菌的 DNA、DNA 复制系统及细菌的表达系统。从核心区域连接细胞质和细胞膜的这个只有不到几微米的地方，基本上没有障碍，各种信息都可以顺畅地传递。

细菌的结构（图 3-1）包括两个部分：① 不变部分：细胞壁、细胞膜、细胞质、类核。这也是所有细菌都有的结构。② 可变部分（特殊构造）：荚膜、鞭毛、菌毛、芽孢、孢囊。这些结构并非所有细菌都有，只在某些细菌中存在。

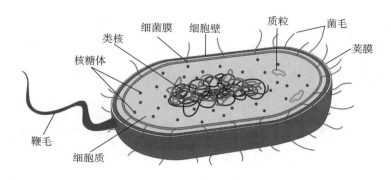

图 3-1　细菌的结构示意图

1. **细胞壁**　细胞壁包绕在细胞膜周围，组成较复杂，并且因菌种而异。革兰阴性菌和革兰阳性菌的共有组分是肽聚糖，二者的其他成分有异。

革兰阳性菌由像胶合板一样的肽聚糖片层黏合组成，它没有脂多糖。革兰阴性菌的外壁层由脂多糖（LPS）和外膜蛋白组成。注意，脂多糖也叫内毒素，与人体很多疾病的发病有关，包括肥胖、糖尿病，甚至癌症等。这部分内容将在后面的章节中提到。当然，需要说明的是，任何人的血液中都有脂多糖，只是在有大剂量脂多糖冲击时才是有害的。

细胞壁对维持细菌的结构非常重要。一旦这个支撑结构被破坏，细菌就会死亡。比如青霉素这种抗生素可以抑制肽聚糖的肽桥形成，而溶菌酶可以水解肽聚糖的 β-1，4- 糖苷键，二者都可以破坏肽聚糖，从而杀死细菌。

2. **细胞膜**　细胞膜是一层柔软而富有弹性的薄膜，由脂类和蛋白质组成，但以蛋白质为主。细菌内外物质的交换就是在细胞膜上实现的。细胞壁因为在细胞膜外层，所以它的各种成分的合成也是在细胞膜上完成的。此外，对需氧细菌而言，其单位膜系统一般都是由细胞膜内褶构成的，其上吊挂负责氧化磷酸化的电子传递链，可以产生大量的 ATP。但是厌氧菌（绝大多数的人体肠道菌群都是厌氧菌）就没有这个电子传递链。

3. 荚膜　有些细菌在一定营养条件下会向细胞壁外分泌一层黏性物质，就是荚膜。有些细菌能借助荚膜牢固地黏附在牙齿表面，从而形成黄色的牙菌斑，严重者可以引起龋齿。有时多个细菌可能会借助荚膜相互胶黏在一起，形成菌胶团。荚膜的作用主要是作为细胞外碳源和能量的贮存库。

4. 鞭毛　鞭毛是细菌的运动器官，但是并非生存所必需。

5. 菌毛　菌毛不具有运动性。普通菌毛可以增加细菌吸附于其他细胞或物体的能力。如肠道菌的 I 型菌毛，它能牢固地吸附于动植物、真菌及其他多种细胞上，包括人的呼吸道、消化道和泌尿道的上皮细胞上。有的细菌菌毛可以吸附于红细胞上，导致红细胞凝集。

6. 芽孢　芽孢没有繁殖意义，因为一个细胞内只形成一个芽孢，每一个芽孢只产生一个营养细胞。芽孢是细菌的休眠体。芽孢对恶劣环境，比如高温、低温、高压等，具有很强的抵抗能力。

细菌对人体来说是具有显著特征的异物。人体免疫系统会轻易识别出这些异物并加以吞噬和灭杀。但是当大量细菌涌入人体或是在人体免疫功能低下的情况下，这些细菌就会在人体内大量繁殖，而此时人体则沦为细菌的食品库，因而处于极大的危险之中。

第二节　肠道细菌独特的生存技巧

所有的细菌都会努力地寻找它能在周围获得的一切能源，有喜欢的就先用（比如葡萄糖）；没有喜欢的，就用其他成分凑合（比如半乳糖）；如果碳水化合物找不到，也可以勉强利用其他物质。

当然，细菌有贪吃的，也有娇生惯养的，因菌而异。不同营养类型的微生物会利用不同的碳源。比如有一种叫洋葱伯克霍尔德菌的细菌，它可以利用 90 多种有机物作为碳源，适应性极强，肯定不容易挨饿。而另一种叫 Flavonifractor 菌（编号为 KLE1738）的菌株口味非常独特，竟然只能以 γ–氨基丁酸这种神经递质为食物（我们在后面的脑–肠轴一章里还会细谈这个细菌），而且它必须像跟屁虫一样生存在脆弱拟杆菌周围，可谓极其专一。所以不同微生物利用碳源的范围差异很大，总体而言，糖类是微生物利用最广泛的碳源。

除了基本的营养成分，细菌还需要生长因子，比如维生素、氨基酸、碱基、卟啉、固醇、胺类等。它们是微生物生长所必需的，但是需求量又很小，因此称为生长因子。

一、根据微生物对生长因子的需求不同分类

1. 生长因子自养型微生物　多数真菌、放线菌和某些细菌（如大肠杆菌）不需要外界提供生长因子。大肠杆菌可以合成维生素 B_1、维生素 B_2，烟酸、维生素 K、多种氨基酸等。

2. 生长因子异养型微生物　它们需要外界提供生长因子，如乳酸菌需要多种维生素。

3. 生长因子过量合成型微生物　它们能分泌大量的维生素。

4. 营养缺陷型微生物　它们缺乏一种或者多种生长因子。

不同类型的细菌往往因此而团聚在一起，比如能大量合成维生素的细菌周围就会聚集着自己不能合成而又需要维生素的细菌。

微生物具有极其灵活的适应性，它的生理代谢类型非常多，代谢产物的种类也非常多。

通过代谢活动，一方面它可以产生 ATP 这种直接的能量物质来供应需求；另一方面，在产生 ATP 的过程中所伴生的各种中间代谢产物又可以被转化成其他成分（如氨基酸、脂肪酸等）来参与细菌的结构分子合成。

细菌虽然极小，但是却有一个相对来说巨大的营养吸收和代谢废物的接收面（细菌的比表面积比人体大 40 万倍）。也正

因如此，细菌的能量消耗非常大。比如大肠杆菌每小时消耗2000倍于自身重量的糖；发酵乳糖的细菌在 1 小时内可以分解相当于自身重量 1000 ～ 10000 倍的乳糖，由此产生乳酸。

微生物所需的各种营养物质直接通过细胞膜的渗透和选择进入细胞，其转运方式包括简单扩散、促进扩散、主动运输和基团转位。在细胞膜上所固定的蛋白质大多数是负责转运的转运蛋白。

基团转位也需要转运蛋白的协助，被运输的底物在转运过程中会发生化学结构变化。该转运方式主要存在于厌氧菌和兼性厌氧菌中，通常用于糖类、脂肪酸、核苷、碱基等物质的运输。细菌的细胞内不存在游离的葡萄糖，因为当它进入细菌内部时就已经被磷酸化了，结构发生了改变。

因为缺乏线粒体，细菌的细胞膜会直接扮演线粒体的角色，与有氧代谢有关的氧化磷酸化代谢酶都悬挂在细胞膜上。在代谢过程中产生的负氧离子、氧化代谢产物会使细胞内的各种功能成分直接面临威胁，因此消除这些不利成分的酶对细菌的生存非常重要。

二、根据微生物对氧气的需求不同和消除氧化物的能力不同分类

1. 专性需氧菌　专性需氧菌有完整的呼吸链。大多数细菌、放线菌和真菌是专性需氧菌，如铜绿假单胞菌、固氮菌。

它们有强大的超氧化物歧化酶和过氧化氢酶来降解由氧化带来的过氧化物。

2. 兼性厌氧菌 兼性厌氧菌在有氧和无氧条件下均可以生长，以有氧为主。它们在无氧时通过发酵来产能。如大肠杆菌、产气肠杆菌、地衣芽孢杆菌、酿酒酵母等。

3. 微好氧菌 微好氧菌只能在氧分压非常低（$0.01 \sim 0.03$Pa，正常大气压101kPa）的条件下才能生长，有呼吸链，以氧为最终电子受体。其过氧化物清除能力很弱。

4. 耐氧菌 其生长不需要氧气，以无氧发酵方式产能。但是氧气的存在对其并不致命。一般的乳酸菌大多是耐氧菌，如乳酸杆菌、乳链球菌、粪肠球菌等。它们只有超氧化物歧化酶，没有过氧化氢酶。

5. 厌氧菌 分子氧对其有毒，可以抑制其生长甚至导致其死亡。氧气会在该类细菌生长时产生超氧化物、过氧化氢等。它们本身没有超氧化物歧化酶和过氧化氢酶，无力清除这些有毒代谢产物，而有毒代谢产物累积就会导致细菌死亡。如拟杆菌属、双歧杆菌属等。

在人体内，厌氧菌占绝大多数，也有一些微好氧菌和兼性厌氧菌。在氧气含量高的部位，需氧菌和兼性厌氧菌能够更好地生长，但是在无氧环境下只有厌氧菌才能更好地生长。部分需氧菌的存在能够更好地创造厌氧条件。

第三节　看似复杂的细菌次级代谢

次级代谢，是存在于某些生物（如植物和微生物）中的一类特殊代谢。通过该类代谢，细菌（或者植物）可以合成各种各样的次级代谢产物，而这些次级代谢产物对于生产者本身并非其生存所必需。我们大家所熟知的各种抗生素就属于次级代谢产物。

次级代谢产物产生的原因是为了避免在初级代谢过程中某种中间产物的过度累积对生物体造成不利影响。次级代谢产物的出现可以减轻原始累积组分的害处，从而有利于生物生存。

次级代谢不同于初级代谢。初级代谢是普遍存在于**一切生物**体内的代谢类型，主要发生于生长繁殖期。初级代谢很稳定，而次级代谢则是某些生物在一定生长时期，以初级代谢产物为前体合成一些对生命活动没有明确功能的物质的过程。

次级代谢通常在生长后期开始，对环境敏感，随培养条件的变化而变化。其代谢途径和代谢产物因生物不同而异，即使是同种生物也会因为营养条件和环境条件的不同而产生不同的次级代谢产物。次级代谢产物的产生条件若发生一些微小变化，就会导致产生的次级代谢产物种类变化，而且每种类型的次级代谢产物往往是一群结构非常类似的混合物。菌株发生次级代谢能力的消失，并不影响菌株的正常生长。

常见的次级代谢产物有：① 抗生素、抗菌素等。② 生长激素——能够刺激植物生长。③ 维生素。④ 色素。⑤ 毒素——大多是蛋白质，如白喉杆菌分泌的白喉毒素。⑥ 生物碱——大部分由植物合成。

从化学结构组成上，次级代谢产物可以分为糖类、多肽类、聚酯酰胺类、核酸碱基类似物，以及其他类型。

这些次级代谢产物通常被分泌到细胞外。它们虽然不是生物生长繁殖所必需的物质，但是却与其分化有关，并且可以在同其他生物的生存竞争中发挥重要作用。

对人体而言，维生素很重要。抗生素、抗菌素对于维持细菌本身的生存也很重要。但是细菌毒素对人体有伤害作用。来自植物的生物碱等成分可能就是中草药发挥药效的重要基础。

抗生素是微生物的次级代谢产物，既不参与其细胞结构组成，也不是细胞内的养料。其对产生菌本身无害，但是对其他微生物有拮抗作用，是微生物在种间竞争中确保自己胜出的防卫机制。比如链霉素就是由链霉菌分泌的。

抗生素的抗菌活性主要表现为抑菌、杀菌、溶菌三种功能，能选择性地作用于菌体 DNA、RNA 和蛋白质合成的特定环节，干扰细菌的代谢。目前已经发现的抗生素大约有 10000 种，但用于临床的抗生素不到 100 种，因为大部分的抗生素选择性差，对人体和动物的毒性较大。

一些脂肪酸通过大肠的肠壁被重新吸收，给人体带来额外的能量，而剩余的脂肪酸可以帮助细菌迅速生长。它们合成的维生素 B、维生素 K 等远远超出自身需求，因此这些多余的维生素就会供应给其他微生物和人体细胞使用。

"友好的细菌"可以产生酸、抗菌素，这些次级代谢产物可以帮助人体抵御那些令人讨厌的细菌。

大部分细菌是分解者，少数细菌是消费者或生产者。

第四节　肠道细菌是这样影响人体健康的

肠道菌群在数量较大的情况下，会对人体产生很多有益的影响。目前已经研究发现的肠道菌群功能包括：① 协助消化食物，为人体提供能量。② 分泌维生素和其他小分子物质。③ 促进免疫系统发育，协助免疫反应。④ 促进肠神经系统发育。⑤ 肠道菌群的内分泌功能。⑥ 肠道菌群的化学物转化功能。⑦ 影响大脑功能和人体行为。

下面我们分别讲解这七部分功能。

一、协助消化食物，为人体提供能量

细菌与其他所有生命体一样，也需要能量和物质来满足自身需求。它们在满足自身需求的同时也会给人类带来益处。这就是本节提到的肠道菌群的第一个功能——**协助消化食物**。

毕竟，我们每天吃到肚子里的食物不可能全部被吸收利

用，总会有一部分被细菌利用，尤其是一些人体完全无法消化的成分，如纤维素、半纤维素、几丁质、树胶、果胶、抗性淀粉等。食物从口腔进入消化道，它在移动的整个通路上都会对人体造成一定的影响。

每一份食物的最终命运可以分为三个部分：一是消化后被人体吸收和利用，这是食物中大多数组分的命运；二是进入人体后没有被吸收利用，而是成为肠道细菌的食物；三是既没有被人体利用，也没有被肠道细菌利用，而是成为真正的垃圾被排出体外。

第三部分没有多少讨论价值。第一部分在医学院校都有讲授，无须多言。

我们下面要谈的是第二部分，**也就是细菌对食物的利用。**

食物在口腔内被牙齿咬碎和舌头搅拌，变成细碎的渣渣。这些细碎的食物随时会成为细菌的食物。同理，食物在沿着食管、胃、十二指肠、小肠和大肠这一条通路运行的过程中不断地有细碎的食物细渣残留在肠道黏膜上（黏膜并不是光滑的），这些细渣就会成为本地细菌的食物。

食物被咀嚼得越细，越能被人体内的众多消化酶转变成一些小分子物质，如氨基酸、核苷酸、葡萄糖，从而被吸收入血。

如果想要更好地吸收入血，食物一定要做得细小（比如用机器研成粉末），这样可以使它们在进入大肠之前尽可能在胃和小肠内吸收完全，因而就能避免其进入大肠内滋养坏的细菌。这也就是"细嚼慢咽"对健康有益的原因。

短链脂肪酸是纤维成分代谢过程中产生的主要代谢产物。目前已知的可以产生短链脂肪酸的食物成分包括非淀粉多糖、低聚糖、蛋白质等。研究发现，90% 的短链脂肪酸是在结肠内经细菌发酵产生的。正常人体肠道内每日可产生 50 ～ 100mmol 短链脂肪酸，这是一个相当可观的产量。目前已知的肠道黏膜上皮细胞所需要能量的 70% 来自短链脂肪酸。这些能量显然对肠道细胞非常重要。

短链脂肪酸还可以降低结肠内环境的 pH 值，因此减少有害菌的生长，防止肠道功能紊乱。近年来有研究证实，短链脂肪酸还能够抑制抗炎因子的生成，对结肠炎症反应起到抑制作用。此外，它还能抑制肿瘤细胞的增殖、控制原癌基因的表达、促进肿瘤细胞的分化和凋亡，起到抗肿瘤的作用。它还有助于维持肠道中的缺氧状态，创造适合有益菌生长繁殖的环境。

此外，短链脂肪酸还能够保持肠道上皮细胞的完整性，减少肠漏的发生，这对于维持人体的健康状态有很大益处。

很多植物纤维素本身是人体完全无法吸收利用的，可以说对人体的利用价值为零。然而因为细菌的存在，这些纤维素被细菌利用了，并且还有一些"结余"，对人体而言显然是一份额外的能量。多形拟杆菌是人体内非常常见的细菌，它能合成多达 260 种消化植物成分的酶（包括 α- 半乳糖苷酶、β- 半乳糖苷酶、α- 葡萄糖苷酶、β- 葡萄糖苷酶、β- 葡萄糖醛酸苷酶、β- 呋喃果糖苷酶、α- 甘露糖苷酶、淀粉酶等），从而帮助人体高效地从橙子、苹果、马铃薯、小麦胚芽等食物中摄取营养素。据估计，多形拟杆菌的发酵产物，可以为人体提供相当于总能量供应的 10% ～ 15%。这是一笔不小的资源。假如没有细菌的存在，人体需要额外多进食 30% 甚至更多的食物才能满足自身的需要。

曾经在动物实验中发现，没有肠道细菌的无菌小鼠必须额外摄入更多食物，而且更加瘦弱。进一步的实验发现，在喂养相同食物的情况下，仅仅在给无菌小鼠移植来自正常小鼠的细菌以后，这些小鼠就可以多累积 60% 的脂肪。这些脂肪都来自细菌产生的额外能量。（图 3-2）

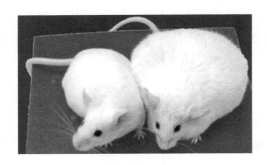

注：左侧为一直在无菌条件下生长的无菌小白鼠，右侧为移植了来自正常小鼠肠道菌群的无菌小白鼠。

图 3-2 无菌小白鼠实验对比图

二、分泌维生素和其他小分子物质

维生素对于维持人体健康具有很大作用。有人将其比作味精，但实际上维生素对人体的重要性远远超过味精。维生素是人体内许多重要反应的催化酶的必要组分。有些维生素的缺乏对人体是致命的，比如历史上维生素 C 的缺乏（主要出现于远洋航行的船员）就曾经引起坏血病及相当多的死亡事故。B 族维生素的缺乏对人体同样也是致命的。维生素 D 除了参与人体骨骼中钙稳态，还与人体的免疫力息息相关。临床上也观察到，不孕的女性几乎无一例外的有维生素 D 的缺乏。

绝大多数维生素是人体自身无法合成的，其主要获取途径有：① 食物获取。② 肠道菌群合成。③ 额外补充。

肠道菌群是寄生在人体内的外来物种，并不能作为人体的组成部分，因为它的结构和遗传机制不同于人体细胞。

虽然人体自身无法合成 B 族维生素，但是在日常中较少观察到其缺乏的情况，其中一个原因就是肠道菌群，它可以帮助我们合成大多数的 B 族维生素。

目前已知的 B 族维生素包括以下 8 种。

1. 维生素 B_1（硫胺素）　维生素 B_1 在体内的能量代谢、神经传导等生理过程中发挥作用。

2. 维生素 B_2（核黄素）　维生素 B_2 作为前体用于合成 FMN（黄素单核苷酸）和 FAD（黄素腺嘌呤二核苷酸），参与体内的氧化还原过程，参与能量代谢，参与脂肪酸、氨基酸的氧化。肠杆菌可以合成。

3. 维生素 B_3（烟酸）　维生素 B_3 是维生素中最稳定的一种，用于合成 NAD^+（烟酰胺腺嘌呤二核苷酸）、$NADP^+$（烟酰胺腺嘌呤二核苷酸磷酸）、NMN（β- 烟酰胺单核苷），是多种脱氢酶的辅酶，参与脱氢、核糖合成等过程。

4. 维生素 B_5（泛酸）　维生素 B_5 是辅酶 A 的组成部分。有 70 多种酶需要辅酶 A 作为辅酶。辅酶 A 广泛参与糖类、蛋白质、脂肪的代谢和肝脏的生物转化。

5. 维生素 B_6　维生素 B_6 包括吡哆醇、吡哆醛、吡哆胺，是多种酶的辅酶，参与脱氨基，参与血红素合成、糖原分解，参与抑制 GABA 的合成。高同型半胱氨酸血症与维生素 B_6 的缺乏有关。

6. 维生素 B_7（生物素）　维生素 B_7 是体内多种羧化酶的辅酶，参与 CO_2 固定，参与脂肪和碳水化合物代谢，参与细胞信号传导和基因表达。有 2000 多个基因产物的功能依赖于生物素。

7. 维生素 B_9（叶酸）　维生素 B_9 参与 DNA 复制、修复、甲基化，以及核苷酸碱基、氨基酸的合成等。

8. 维生素 B_{12}（钴胺素）　维生素 B_{12} 仅能由微生物合成，参与甲基化，参与胆碱和磷脂的生物合成，参与叶酸代谢、核酸合成。

在一般情况下，这些维生素可以通过不同的食物获取，因为它们在许多食物中存在。但是 B 族维生素是水溶性的，并且不耐热，所以不合适的食物加工过程（诸如加热、油炸、酸碱处理等）很容易使其被破坏或者流失。因此，一般建议食用蔬菜不要过度加工。

这个时候，来自肠道菌群的 B 族维生素的补充就显得尤为重要。倘若肠道菌群也被破坏了，那么维生素缺乏就是大概率会发生的事情。

> 人类的肠道菌群可以合成大多数水溶性 B 族维生素[维生素 B_1（硫铵素）、维生素 B_2（核黄素）、维生素 B_3（烟酸）、维生素 B_5（泛酸）、维生素 B_6、维生素 B_7（生物素）、维生素 B_9（叶酸）、维生素 B_{12}（钴胺素）]。

大家熟悉的酸奶是由乳酸菌发酵产生的。常见的乳酸菌，如乳杆菌、双歧杆菌可以产生不同种类的代谢产物，如核黄素、叶酸、甘露糖、山梨醇、胞外多糖、甘氨酸等。某些酸奶、奶酪中的乳酸菌也可以产生烟酸、吡哆醛。许多肠道菌可以同时产生多种维生素。

根据基因组数据估计，49% 的厚壁菌门细菌，19% 的变形菌门细菌，14% 的拟杆菌门细菌，13% 的放线菌门细菌，具有维生素合成相关基因。

据估计，肠道菌群并不能供应人体所需的 B 族维生素的每日推荐量的全部，因为这些维生素大部分被不产生维生素的肠道细菌消耗掉了。细菌共生关系的表现之一就是有些细菌可以产生 B 族维生素，并将其供应给邻近的其他细菌。吡哆醇需求量的大部分，钴维素和叶酸需求量的 1/3，都可以通过肠道菌群获得。

除了 B 族维生素，还有一些维生素可以由肠道细菌产生，如维生素 K。目前已知的天然存在的维生素 K 主要有维生素 K_1 和维生素 K_2（甲萘醌类化合物）。

维生素 K_1 主要来源于蔬菜，如甘蓝、菠菜、莴苣。

维生素 K_2 可以通过猪肝、鸡蛋等食物摄取，还可以通过肠道菌群合成，这样基本可以满足人体的日常需要。人工合成的水溶性维生素 K_1 和 K_3 只有先在肝中被转化为维生素 K_2 方能被真正地吸收、利用。

维生素 K 对人体非常重要。无菌小鼠如果从食物中断绝维生素 K 的摄入，就会出现凝血酶原时间延长，导致出血，死亡率 100%。

三、促进免疫系统发育，协助免疫反应

想要知道肠道菌群对免疫系统有多重要，只需要看看无菌小鼠的免疫系统是什么样子就基本能了解了。无菌小鼠是一种常用的实验动物。用抗生素把小白鼠肠道内的细菌全部杀死，再饲喂无菌食物就得到了无菌小鼠。这些小白鼠就在无菌的环境下生长繁殖。

研究发现，无菌小鼠的免疫系统是有明显缺陷的，比如它们的派尔集合淋巴结更少，细胞也更少，基底膜更薄，生发中心的浆细胞更少，淋巴滤泡更小，肠系膜淋巴结也更少，浆细胞更少。

所以，根据这些结果可以反过来推断，细菌的存在能够促进小鼠的免疫系统成熟。

目前已知肠道菌群可以通过几个方面影响人体的免疫功能：① 细菌本身尤其是细菌表面成分被免疫细胞识别，可以刺激其分泌细胞因子。② 细菌会影响人体免疫器官的发育。③ 细菌的代谢产物对人体的免疫系统有一定影响。④ 细菌会组成防护防网来保护人体。⑤ 细菌会分泌胞外多糖。⑥ 细菌会通过抗菌肽来抑制其他细菌的生长繁殖。⑦ 细菌会产生短链脂肪酸。⑧ 细菌会产生维生素等成分，增加人体免疫细胞的功能。

1. 细菌本身，尤其是细菌表面成分被免疫细胞识别。

2. 细菌会影响人体免疫器官的发育。肠道周围的淋巴组织，由派尔集合淋巴结、肠系膜淋巴结、上皮间淋巴细胞等组成，称为肠相关淋巴组织（GALT）。它们所包含的淋巴细胞数量极其大，占人体淋巴细胞总数的70%。它们的发育有赖于肠道细菌的存在。

出生前，胎儿在母体内处于无菌状态，其肠道周围的淋巴细胞功能不全。同样处于无菌状态的无菌小白鼠，其淋巴细胞的功能也很低下。已经发现，无菌小白鼠的派尔集合淋巴结、肠系膜淋巴结内的淋巴细胞数量少，生发中心的浆细胞也少。这种小白鼠一旦移植了正常的肠道菌群，几周内淋巴系统就会恢复正常。

3.细菌的代谢产物对人体的免疫系统有一定影响。

4.细菌会组成防护防网来保护人体。在人体的肠道内，分布着一层薄薄的肠道上皮细胞，它们将肠道内腔和人体内部分割开来。肠道上皮细胞有很多种，除了最常见的普通肠道上皮细胞以外，还有一种可以分泌黏液的细胞，叫杯状细胞，它们日夜不停息地分泌着厚厚的黏液。在黏液的近腔一侧，密密麻麻地分布着大量的细菌。这些细菌组成了一道细密的防护网，能够阻止坏细菌的入侵，因此可以起到保护人体的作用。

5.细菌会分泌胞外多糖。很多细菌都可以分泌胞外多糖（EPS），尤其是益生菌。胞外多糖具有很多生物活性，具体如下。

（1）益生作用：绝大多数 EPS 在人体肠道内都不被消化。高产的、能分泌具有较好黏附性的 EPS 的益生菌具有更好的应用前景，而且它们能够在肠道内更好地定植。

（2）预防肠道炎症和癌症：EPS 可以调节结肠共生菌群的生长和代谢，从而维持结肠的稳态。不能被代谢降解的 EPS 可以刺激肠壁，加快肠蠕动，有利于排便，降低致癌物质与结肠接触的机会。

（3）免疫刺激：乳酸菌能诱导巨噬细胞和 T 细胞的免疫应

答，其中 EPS 扮演了重要角色。有的 EPS 由葡萄糖、半乳糖、N- 乙酰胞壁酸组成，可促进脾细胞的增殖。乳酸乳球菌亚种 KVS20 产生的 EPS 可以刺激小白鼠脾脏中的巨噬细胞释放 2 倍于正常量的干扰素。

（4）抗肿瘤：葡聚糖、甘露聚糖、半乳聚糖都能一定程度地抑制肿瘤活性。乳酸菌 EPS 的抗肿瘤活性是通过增强或恢复免疫功能，影响血液供应，刺激肾上腺 - 网状内皮系统分泌一种物质作用于肿瘤细胞，以及中和细胞表面的负电荷来实现的。

（5）降血压和降血脂。

（6）抗氧化：自由基和脂质过氧化产物是引起氧化损伤的重要原因，因此清除自由基和抑制脂质过氧化也是评价抗氧化性的重要指标。一些乳酸菌 EPS 具有抗氧化作用。

6. 细菌会通过抗菌肽来抑制其他细菌的生长繁殖，从而创造出有利于自己生长的环境。

7. 细菌会产生短链脂肪酸。

8. 细菌会产生维生素等成分，增加人体免疫细胞的功能。

四、促进肠神经系统发育

在第一章里我们详述了肠神经系统的结构和组成。实际上，肠道细菌也可以促进肠神经系统的发育，详细内容请参阅第四章。

五、肠道菌群的内分泌功能

肠道细菌具备强大的内分泌功能。它和肠道内分泌系统一起构成了人体最大的内分泌器官。

目前已知肠道细菌可以分泌几千种分子，其中很多都是对人体有益的，包括一些具有内分泌作用的信号分子。

所谓内分泌功能是指由人体内分泌器官分泌一些小分子信号物质，进入血流后再作用于远处的靶细胞来发挥作用。按照这个说法，将肠道菌群理解为内分泌器官毫不为过，因为目前已经鉴定出来的具有内分泌作用的信号分子多达上百种。由肠道菌群分泌的内分泌物质包括次级胆酸、三甲胺、儿茶酚胺，神经递质类分子包括多巴胺、5-羟色胺、γ-氨基丁酸、色氨酸、乙酰胆碱、去甲肾上腺素等。

目前，还有大量肠道菌群分泌的激素类物质尚待鉴定，相信这个名单会越来越长。这些物质可以全方位地影响人体健康。

六、肠道菌群的化学转化功能

有些化合物，如黄连素，在至少10种肠道菌群的作用下，可以被转化为脱氢黄连素。黄连素本身的吸收很差，但是经过转化以后，它的吸收率可以提高5倍以上。

葛根素可以被肠道菌群代谢成大豆苷元，而大豆苷元又可以被代谢成毛蕊异黄酮。代谢后的产物比其代谢前的成分更具有生物活性。

黄芩素只有经过水解以后才能被吸收。这个水解过程是由肠道菌群协助完成的。

番泻苷 A（大黄、番泻叶的主要成分）本身在肠道内不能被吸收，但是可以被肠道菌群转化成具有强烈通便作用的番泻蒽酮。

这些化学转化功能很可能都是中草药发挥作用的原因之一。这一领域还有巨大的未知尚待研究，将来必定会为中草药的研究提供参考。

七、影响大脑功能和人体行为

参见"脑－肠轴"一章。

第五节　慢性疾病总是跟肠道挂钩

过去我们说"头痛医头，脚痛医脚"，通常是在讽刺一些人只看表面，不看本质，往往不能解决问题。其实从肠道的角度可以更好地理解这种治病策略的错处——因为通常是病情发生在别处，可是根源很可能在肠道。

可以说，好的和谐的肠道菌群能让人身心健康。

好的肠道菌群就像是肥沃的土地，通过它的滋养，可以让健康之树长得枝繁叶茂。

而坏的肠道菌群就像是布满垃圾和有毒物质的贫瘠土地，会让树变得叶黄枝瘦；在人则表现为罹患各种疾病。

一定有很多人觉得难以置信——肠道菌群失调，竟然可以引起那么多疾病吗？

肥胖、糖尿病、内毒素血症、代谢综合征、哮喘、心血管疾病、高血压、腹泻、便秘、溃疡性结肠炎、类风湿关节炎、非酒精性肝硬化，甚至癌症，这些都可能与肠道菌群失调有关！

案例一

小文是位软件工程师，他的妻子是医生。从2016年5月开始，由于频繁地出差、饮食不规律、睡眠不规律等诸多原因，他患上了溃疡性结肠炎。在2年内，他跑过北京、上海的多家大医院，做过很多检查，用过很多种治疗方法，但是都没有效果或者效果很有限。

他患的是腹泻型溃疡性结肠炎，大便稀而且不成形，鼻黏膜容易破损（易出血），精神抑郁，情绪不好，连性生活也基本上没有，因为他根本就没有欲望。肠镜检查结果显示他的乙状结肠和直肠有多发性浅表性溃疡。他对某些食品特别不能耐受，比如苹果醋，吃了苹果醋就会眼睑水肿。他也做过全套的生化代谢检查和肠道菌群检测，但是对他的疾病调理帮助不大。

他的肠道健康指数是 12 分，属于中重度菌群失调。调理前他每天只吃一顿饭，而且是无麸质饮食，因为害怕腹泻。即便如此，他的大便仍然不成形。

我们为他制订的调理策略是饮食控制；服用消化酶和芦荟粉以去除他肠道内的坏细菌；同时用菊粉（益生元）来建立他体内的好菌群。开始调理 2 天后他就反馈说："放屁不臭了，心情也变得愉快了。"1 周后他说："鼻腔黏膜不出血了，而且大便已经从原来的完全不成形，变成虽然软，但是有形状感。皮肤也有弹性了。吃了苹果醋，居然也不像以前那样眼睑水肿了。"

他是很仔细的人，仔细到他身体出现的每一个变化都要去探究原因。比如，他有一次放屁变臭，一开始怀疑是因为做检查时吃了乳果糖，但是后来发现是蛋黄引起的。他用同样的方法发现了羊肝也会导致他出现臭屁。这说明他的身体对蛋白质类食物的消化能力仍然不足。

后来他又开始用菊粉，身体情况进一步好转，饮食已经从调理前的每天一餐增加到了每天两餐。有些原来不敢吃的食物也已经可以吃了。最让他开心的是，他的大便已经完全成形了。这是最重要的变化，刚开始时他的大便里还有黏液，到后期就完全没有了。

再后来，到调理两个多月的时候，他说自己已经有了晨勃现象！这说明他的性功能在恢复。第二年他和太太就有了一个健康可爱的儿子。当然，这是后话。

调理5年以后，他的大便一直能够成形，身体比较健康，说明调理的维持效果相当不错。

其实不只这些疾病，过敏、慢性疲劳综合征、帕金森病、自身免疫病、骨质疏松、焦虑症、抑郁症、高胆固醇血症、偏头痛等，同样也与肠道菌群失调有很大的关系。

案例二

患者，女，河北人，38岁，营养科主治医生。

自述因为长期忙碌的临床工作和繁重的家务劳动让她的身体状态很不好，表现为失眠、偏头痛、腹胀、腹痛等一系列症状。她的情绪状态也很差，尤其是精力不足，很容易疲劳，上午刚上班一两个小时就困得不行了，如果中午不睡觉下午脑子就转不动；睡眠也不好、很轻，容易醒，起床以后也常感精神不足；还有肩颈酸痛的症状。这些症状符合慢性疲劳综合征的表现。

她服用过益生菌和菊粉，但是也没能有效解决问题。

在咨询中，我们发现她还有肠道问题，主要是肚子胀气，容易腹泻。肠道健康指数显示她是轻度肠道菌群失调，有食物不耐受反应，初步判断应该会有肠漏的情况。后来做了一个慢性食物不耐受检测，发现她居然对近二十种食物慢性过敏，其中对鸡蛋、牛奶都是重度不耐受，对牛肉、羊肉、花生、葵花籽、巧克力、小米等9种食物是中度不耐受，对猪肉、酸奶、玉米、西红柿等6种食物是轻度不耐受。这进一步验证了她存在肠漏的问题。

　　找到原因就容易进行针对性的调理了。我们的原则是让她同时做好以下几个方面：① 停止继续损害肠道，主要是停止吃不耐受的食物，多吃醋，促进蛋白质变性；同时加上消化酶，这样可以减轻肠道炎症。② 修复肠道上皮，主要用谷氨酰胺、锌等产品。③ 做好食物轮换，尽量做到食物多样化。作为医生，她很容易理解我们的观点和要求。

　　我们为她设计了一份食谱（参见第十一章），具体到每一天吃哪类的食物都有参考，同时让她禁食蛋白类食物2周。开始时她还是很煎熬，只吃菜吃不了太多，所以很快就饿了，口中味道还淡……还好她最后还是坚持下来了。经过2周的肠道清理，她的胃肠道负担明显减轻了，身体也觉得轻松起来了。适应2周以后，她就开始更加严格按照我们的要求进行慢敏食物戒断。轻度不耐受的食物最少要间隔4天（开始间隔时间更长）吃一次；中度不耐受的前3个月不吃，3个月以后按照轻度的频率，每4天吃一次；重度不耐受的前半年不吃，半年后也是按照轻度的原则处理。

在这半年的饮食调理过程中，她还增加了益生菌和菊粉以改善肠道菌群，同时服用苹果醋和消化酶促进消化。慢慢地，她腹泻的次数越来越少，大便开始成形，变成了"黄金软便"；腹痛腹胀的情况也越来越少；睡眠改善了；抑郁和焦虑情绪也慢慢变少。最主要的是，她的精力充沛了很多，每天都能干自己想干的事情，可以经常出差开会学习，即使连着3周周末去不同的地方学习，也能在休息一天后就"满血复活"，完全不再是以前那种病恹恹的状态了。周围人都说她是肉眼可见的状态越来越好！

这些关联关系都是近些年的研究成果，而且不仅是这些疾病，相信还有更多的疾病正在逐渐加入这个名单。

并不是说环境干净，讲卫生，人得病的机会就少。对于有些疾病来说，恰恰相反，越讲究卫生，得病的概率越大。中国有句俗语"不干不净，吃了没病"，是有一定道理的。

比如最新的研究显示，肠道细菌还可以调节和维持造血功能。所以一旦肠道功能出现问题，造血功能也会随之出现问题。

肠道菌群失调可以导致的疾病很多，我们会选择一些比较有代表性的疾病来为大家解读。

坏食物滋养了坏细菌

所有的肥胖者都贪吃，尤其喜欢高糖分、高淀粉含量的食物。

关于食欲，人们往往认为食欲是大脑对食物的欲望，但是近年来的研究颠覆了人们的认知。在很多情况下，这种食欲实际上是来自某些细菌的信号。表面上是胖子自己在吃，但是背后却是细菌在发号施令。他们的食欲实际上已经被肚子里的坏细菌给"劫持"了。实际上，这些细菌不停地给主人发号施令——快点吃我们喜欢的东西。一些胖人明明知道自己不该多吃，却依然无法控制地不停进食，你就知道：他们被坏细菌"劫持"了。

这些包括"肠杆菌"在内的一些坏细菌，除了发送进食信号，还会产生内毒素引起炎症，让人体的营养物质吸收增多，同时产生更多的脂肪，并且还会减少对脂肪的利用。综合作用的结果就是使人发胖。

典型的西方式饮食，包括高糖、高脂肪饮食，就会滋养这样的细菌。

假如你吃很多的精米、精面，它们都属于支链淀粉，很容易变成葡萄糖。如果在胃肠道里还没有消化，进入大肠以后就变成了部分坏细菌喜欢的食物。肚子里这样的坏细菌多了，人体就会发胖，会出现胰岛素抵抗（就是人体对胰岛素不敏感）。

肠炎和便秘也是非常常见的直接与肠道菌群失调相关的疾病。急性肠炎通常是外来的致病细菌，如沙门菌感染导致的。慢性肠炎是指那些反反复复不易治愈的腹泻型肠炎，而且很容易急性发作。它的根源，就在于大肠内的好细菌太少，坏细菌过多，而坏细菌分泌的毒素很容易侵袭肠道，导致其功能受损。

其实如果人的肠道有益菌足够强大，就算有一些坏细菌进入体内也不会导致人体发病。

肠炎大家可以理解成一种疾病，但是便秘也算是一种疾病吗？很多时候便秘的确不算病，但是它是一个指标，可以说明人的肠道功能失调。

正常人粪便中的水分含量大约为 80%，如果水过多就属于腹泻，而水过少（比如含量为 50% ~ 60%）就属于便秘。出现便秘以后，细菌在乙状结肠和直肠内待的时间太长，水分吸收得更多，粪便的含水量进一步减少，排便就更困难了。

如果看到粪便的颜色是那种黑黝黝的颜色（健康的粪便颜色是黄色的），一定是因为有很多坏细菌和毒素存在。长期的坏细菌淤积和毒素侵扰，就会导致肠道细胞发生恶变，严重时就会导致癌症。

不是说便秘一定会导致癌症，只是说会大幅增加癌变的概率。尤其是那些爱吃烧烤的人，烤得发黑发煳的食品，更容易诱发癌变。所以如果你爱好吃烧烤，一定要注意了。

　　失衡紊乱的肠道细菌可以导致一种慢性炎症状态，从而产生突变诱导物，以及一些有毒的代谢产物。原本排列紧密的肠道细胞受到侵蚀，导致肠漏，细菌就能趁机进入血液和其他组织、器官。毒素诱导正常细胞的DNA发生突变以后就可能导致细胞增生，再严重就属于癌变了。

　　总起来看，有多个因素会导致肠道细胞癌变，同时这类患者的免疫系统也会受到损害，这将进一步促使癌细胞的扩散。

　　最后我要强调的是——病从口入！

　　既包括急性病，也包括那些慢性病。吃得不好，就会导致很多很多慢性病。

第四章 脑－肠轴：肠道
如何影响大脑功能

第一节 什么是脑－肠轴

记得以前读诗，看到这句"夕阳西下，断肠人在天涯"，觉得有些迷惑，明明是心情郁结，却说是"断肠人"；后来又看到一句"愁肠百结"，就想着愁就愁吧，为什么叫"愁肠"？

这个小小的疑惑"淤积"在我的"愁肠"里面很多年，直到近几年才恍然大悟。

因为我才了解到，肠道里的细菌原来可以显著影响人的精神状态。肠道的坏细菌如果增多，是可以让人抑郁或者焦虑的。从这个角度来看，如果某种肠道菌可以让人"发愁"，完全是可能的。

"愁肠"原来就是这么诞生的。

很奇妙，千百年前的中国古人虽然没有现代科技的验证，却貌似已经发现了肠道可以影响人的精神状态？今天的研究结果已经证实，肠道对大脑的影响是通过脑－肠轴来实现的。所谓的"轴"即指二者可以互相影响。脑－肠轴就是说大脑可以影响肠道，反过来，肠道也可以影响大脑。

在生活中，你可能听说过有人一紧张就上厕所，也一定听说过"懒驴上磨屎尿多"这句民谚，其实这些都属于大脑影响肠道功能的例子。

但是肠道影响大脑的例子你可能就不知道了。

2000 年，加拿大的一个小镇沃克顿（Walkerton）曾经遭受过一场大洪水，导致当地的水厂被细菌污染了，结果使小镇上的 2300 余人遭受了严重的胃肠道感染，而这些本地感染者中有许多人同时罹患焦虑、抑郁等精神疾病。后来研究发现，这类疾病与胃肠道感染密切相关。这就是一个肠道影响大脑的例子。

另外一个例子就是很多抑郁症、孤独症及注意力缺陷多动障碍的患者同时也有便秘等肠道问题。

美国科学家在 20 世纪 80 年代提出了"卫生假说"。该假说认为，人如果过度讲究卫生，处处都要杀菌，反而容易患一些过敏和自身免疫病。实际的调查数据也显示，卫生条件较好的发达国家，其免疫性疾病和炎症性肠病的发病率往往高于卫生条件相对较差的发展中国家。这样看来，中国的那句民谚"不干不净，吃了没病"其实还是有一定道理的。

肠道菌群对人体的影响之大已经可以用"载舟覆舟"来形容了。只是这里的舟可以替换为人体的"健康"。也就是说，好的和谐的菌群会让人体这个"舟"乘风破浪，但是坏的菌群则会让人体的健康之"舟"翻船。

一切还是因为那句中国成语——病从口入。吃进来的好的食物会让人身体和谐健康，但是那些美味的食品也不见得就是健康的。你吃了很开心，可能是因为你体内的肠道细菌在"劫持"你的口味来维持它们的生存。比如烧烤的食物、高糖高脂肪的食物，也许味道很好，但是却很容易让人得病。当然不会很快得病，而是会使人慢慢得病，甚至要到很多年之后才发病。

仔细体会一下你就会发现，其实中国传统文化中有许多理论已经被现代科学所证实，至少是在某种程度上得到了证实。

第二节　肠菌是如何调节情绪的

在现代社会，似乎孤独症、抑郁症等精神性疾病的患者越来越多。

孤独症通常于儿童时期即发病，其典型症状是社交和沟通障碍、行为刻板及兴趣狭窄。不少患者还伴有明显的发育迟缓及不同程度的智力障碍。

抑郁症则是以显著而持久的心境低落为主要特征，临床可见与其处境不相称的心境低落，情绪消沉程度可以从闷闷不乐到悲痛欲绝、自卑抑郁，甚至悲观厌世，可有自杀企图或行为。患者明明生活条件比较优越，却自认为很悲惨；明明是一个很聪明的人，却坚信自己是一个废物。

有资料显示，1975 年美国孤独症的发病率仅为 1/5000，如今已经骤升至 1/68，也就是说每 68 个人中就有一个孤独症患者。在短短 40 年内该病的发病率就骤升 70 余倍。

20 世纪中后期，中国的孤独症患者还比较罕见，比如我当年在读医学院的时候，书籍上都还没有这个疾病。但是目前在中国，它也跟在美国一样，逐渐变成了一种常见病。目前中国孤独症的发病率已经达到 1%，全国孤独症患者的总数高达 1000 万人。

抛开其他因素单看孤独症，也许很难理解这种疾病发病率剧升的原因。但是如果和其他变化一起观察，就能看出些许端倪了。

在孤独症患者飙升的同一时期，中国和美国这两个大国的肥胖症、糖尿病、自身免疫病患者，也都有极大的增加。

1980 年，中国正处在改革开放的早期，当时中国的糖尿病患者仅占人群的 0.67%；而同一时期美国的糖尿病发病率则是 3%。同年，美国出台了史上第一份官方膳食营养指南，这个每 5 年发布一次的指南深刻影响了数亿人的饮食和健康。它也是一个分水岭——美国肥胖率变化的分水岭。

因为 1980 年以前美国的肥胖率曲线还走势平缓，"营养指南"发布之后就一路飙升——从 1980 年的 13% 剧增至 2010 年的 36%。（图 4-1）

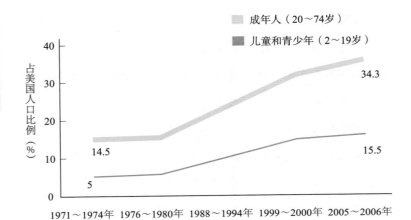

图 4-1 1971～2006 年美国肥胖人数增长曲线

极具讽刺意味的是，这个"指南"不发布还好，一经发布，跟预期恰恰相反，很快就产生了强大的反作用。

从 2006 年起，中国糖尿病的发病率急剧增加，现在已达到约 10%。目前美国糖尿病的发病率已增加至约 9.3%。综合这些数据，大家应该可以看到，肥胖症、糖尿病、孤独症等疾病几乎是在步调一致地飙升着。我们一定会猜测，它们背后是不是有一致的致病原因呢？几种疾病的发病率同时出现剧增，只是一种巧合吗，还是说有什么必然的联系？

目前已知肥胖症、糖尿病、自身免疫病都与肠道菌群有着莫大的关系，那么是不是肠道菌群与孤独症也有很大关系呢？

有意思的是，近年来的研究发现，孤独症的产生除了与遗传因素有关外，还与肠道细菌有很大的关系，下面就跟大家具体探讨一下。

第三节　精神性疾病的发病原因

一个疾病的发生，无外乎遗传因素和环境因素两种。凡是可以找到基因根源的都是遗传因素，除此以外就是环境因素。

遗传因素是最经典、最容易研究的领域。迄今为止，人们已经找到了超过 1000 个疑似致病基因。不过这些研究基本上都是通过关联分析得到的结果，而不是通过因果分析得到的。目前还没有确切的因果分析结果显示从基因组中敲除了某一个基因，生物个体会发生孤独症。所以前面提到的这些疑似基因都只是猜测而已。

在环境因素方面，反而有更多的证据。环境因素范围非常广，包括饮食、射线、水、空气、阳光、生活压力、情绪等都属于环境因素。

饮食、情绪和压力可能对孤独症的形成有很大作用。这个作用，目前推断应该是通过**脑－肠轴**来实现的。

所谓脑－肠轴（图4-2），简单来说就是大脑和肠道互相影响的一条环形通路——大脑可以影响肠道，肠道也可以影响大脑。肠道被称为人的"第二大脑"，这是因为肠道内存在着肠神经系统的缘故。

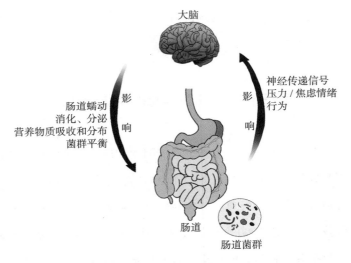

大脑

神经传递信号
压力 / 焦虑情绪
行为

影
响

影
响

肠道蠕动
消化、分泌
营养物质吸收和分布
菌群平衡

肠道

肠道菌群

图 4-2　脑 - 肠轴的结构示意图

大脑影响肠道相信大家都有体会，比如生气时就会吃不下饭，兴奋快乐时就能吃很多。再比如，有人一紧张（考试前或者坐飞机前）就会拉肚子或频繁地跑厕所。

另外一个例子就是很多抑郁症、孤独症的患者同时也有便秘等肠道问题。说来也巧，向我们咨询此类问题的父母都反映，他们的孤独症孩子都有肠道问题。

为了方便大家深入地理解肠道菌群和孤独症、抑郁症的关系，我们不得不引入一些专业性的名词，比如迷走神经、神经递质等。不想看的读者可以直接忽略它们，想看明白的可以慢慢咀嚼一下。

脑－肠轴的核心是**迷走神经**（图4-3）。人类从大脑直接发出来的神经（也就是脑神经）一共有12对，其中迷走神经是第10对，也是脑神经中行程最长、分布范围最广的神经。它不仅作用于头部，而且能一直延伸到躯体里的内脏器官，作用非常广泛。

它决定了脑－肠轴的上行下达通路。各类信号主要是通过这个神经来发挥作用的。

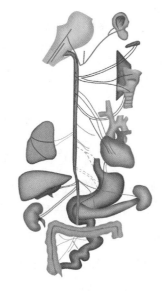

图4-3　迷走神经分布示意图

神经系统发挥作用，靠的是神经末梢的突触里面所含的**神经递质**。目前已知的神经递质有很多种，其中与人情绪相关的有**多巴胺、5- 羟色胺、γ- 氨基丁酸**这三种，它们都需要在大脑里发挥作用。

脑－肠轴的另外一端——肠道，则是一个不同的存在。人体的胃肠道非常独特，竟然受三种不同的神经支配，其中之一就是迷走神经。

　　人体的胃肠道非常独特，竟然受三种不同的神经支配。

① 第 10 对脑神经——迷走神经。

② 自主神经系统——包括交感神经和副交感神经（属于内脏神经）。

③ 肠神经系统。

肠道里可以产生很多重要的化学物质，其中一些化学物质与我们的高兴、愤怒、忧伤、思念等情绪的发生有关。

刚才提到了一种叫 5- **羟色胺**的化学物质就参与了情绪变化过程。令人惊奇的是，人体内有 90% 的 5- **羟色胺**是由分布于胃肠黏膜的肠嗜铬细胞分泌的，仅有 5% 来自大脑。

其实我们提到的所有与情绪变化有关的化学物质都可以在肠道内由细菌合成。比如有研究发现，在双歧杆菌和乳酸杆菌两个家族中有近半数的菌株能够合成 γ- **氨基丁酸**，其中双歧杆菌的合成效率更高。实际上还有更多的能够合成此种化学物质的菌株。

这种物质能促进脑的"活化"，抗癫痫，促进睡眠，延缓脑衰老。还有一种叫**多巴胺**的神经递质，可以直接影响情绪和感受。维持适当水平的多巴胺，会让人感到乐观、积极，提升满足感、幸福感。但是当它的水平降低时，就表现为缺乏动力、失望、冷漠、情绪波动、疲劳等。有意思的是，研究发现人体内有 50% 的多巴胺是在肠道产生的。

　　当然还有一些神经递质可以由肠道细菌产生，并且会对人体造成很大影响，无论是精神上的，还是生理上的。

　　通过对这三种化学物质进行描述，大家应该可以初步明确：它们都可以参与人体的情绪和精神变化过程，而且也都可以由肠道细菌合成。

案 例

　　患者为一位70后女士，贵州人，自2012年开始出现不明原因的体重飙升，体重最高69.5kg，身高160cm，BMI 27.1kg/m²。同时出现明显的腹胀、便秘，心情也变得很差，对什么事情都提不起兴趣，而且越来越严重，甚至影响到了工作和生活。

　　患者到医院检查，结果显示甲状腺功能减退，遂服用优甲乐治疗，每天1片，每月复查。但是优甲乐只能控制甲状腺激素，却不能帮助减轻体重，也不能解决便秘问题。后来她也看过中医，也用过偏方，但是都没能解决问题。

　　患者的身体状况越来越差，抑郁问题也越来越严重。她不愿意和亲人朋友来往，碰到一点儿小事就发火，心情很烦躁，甚至有过自杀倾向。最后情绪低落到已经无法胜任工作了，不得已于2015年就申请退休了。

　　2018年，她接触到了我们所倡导的肠道菌群知识和调理方法，不由得为之一震，感觉这个方法对自己应该有帮助，就决定采取该方法来调理身体。具体措施就是尽量不吃面食，减少碳水化合物类食物的摄入，多吃蔬菜和水果，做好食物轮换，吃蛋白质食物的时候多吃醋，吃酸奶、服用益生菌和菊粉来调理肠道菌群等。

调理开始不久，她的便秘就有了明显好转，后来虽然有反复，但是比原来一直便秘的情况好太多了。调理到 3 个月的时候，便秘就完全改善了，大便颜色也变成了正常的黄色。她的体重也在练习瑜伽并配合饮食控制的情况下，8 个月就从原来的 69.5kg 降到了 54kg，减少了 15.5kg。

与便秘同步好转的就是心情。她的心情随着调理的进展逐步改善，抑郁状态明显好转，也愿意接触其他人了，对待周围的人或者事越来越有耐心。到第 9 个月的时候，她的抑郁症就完全改善了。这是我们第一个调理抑郁症切实有效的患者。

通过健康合理的饮食，她把自己的身体状态调理得非常好。后来她又开始工作了，甚至成立了一家自己的公司。前段时间尽管长期在外地出差，她的身体仍然表现正常，工作表现也良好。

她的免疫力也非常优秀。疫情期间，在周围同事和家人几乎都感染新型冠状病毒的环境里，她竟然没有表现出任何症状，而且多次检测新冠抗原也没有出现阳性。

2021 年，在工作压力比较大的情况下，她的甲状腺功能仍然比较好，FT_3、FT_4 都正常，只有 TSH 略微偏高，但是对生活没有任何影响。

如果合成这些化学物质的细菌比较多，人的情绪就比较饱满，精神也比较愉快，并且善于社交。

反之，如果这些细菌的数目减少，它们产生的这几种神经递质就会相应减少。这样人体的感受就会减弱，情绪随之下降，悲观情绪蔓延，不爱社交和自闭倾向也随之占据主流。孤独症的症状也就会严重。

这种局面并不是凭空猜测的，而是有科学依据的。

当然我们也有其他证据能证实肠道菌群和精神性疾病的关联。比如患有 IBS（肠易激综合征）的患者中超过半数同时患有情绪疾病。抑郁症患者的双歧杆菌和乳酸杆菌数量明显少于健康人群。孤独症患儿体内的双歧杆菌数量明显较少。

基于以上的数据资料，我们可以达成以下结论：

① 脑－肠轴是一个中枢神经系统和肠道之间的双向交流系统，对精神性疾病有很大的影响。

② 迷走神经是脑－肠轴的核心通道，直接影响着精神健康信号的上行下达。

③ 肠道菌群会对人体的精神和社交行为产生巨大影响。

有鉴于此，我们强烈建议对孤独症患者通过调理肠道的方式先行纠正其肠道菌群失调。这个问题纠正以后，可能会发现那些好的神经递质含量增加，而患者的自闭和精神抑郁症状相应减轻。

第四节　独特的肠神经系统

有一天，一位程小姐告诉我说，她按照我的方法去吃，平时饮食控制得不错，身体状态也挺好，但是前几天突然腹痛、腹泻，感觉特别无助，幸好仅持续了一天，第二天就完全正常了。

开始帮她分析的时候，我还怀疑她是否吃坏了肚子，但是经过询问后得知她吃的和平时一样，没有任何可能导致腹泻的食物。

那么是什么原因导致她突然腹泻呢？我心里也感到疑惑。

这时候她又说了一件事情，引起了我的注意。她说："那天吃饭的时候，婆婆打电话过来，因为家庭琐事很不客气地斥责我，让我感到很生气。不到半小时，我就开始腹痛，然后开始腹泻，在24小时内腹泻了近20次。"

在脑–肠轴一节里我们提到，大脑可以影响肠道。这个通路其实就是通过肠神经系统实现的。所以具体到这个案例，就是她大脑中的情绪变化引起了肠神经系统的变化，进而对肠道造成了影响。

那么脑–肠轴是如何通过肠神经系统使一个情绪失控的人腹泻的呢？

这里借用这个例子跟大家讲讲肠神经系统是怎么回事。

在人体的全部神经支配体系中，胃肠道系统是一个独特的存在。其他脏器都只接受来自大脑的神经支配（心脏除外），没有自己独立的神经系统。只要来自大脑的神经指令停止，它们就无法运作。

但是肠道不同于其他脏器，它有一套自己独立的神经系统——**肠神经系统**。

在解剖学实验中，如果把脏器从身体里切割下来，绝大多数都会立刻停止运动，因为它们不再接收来自大脑的神经信号（心脏除外）。而肠道不同，即使没有来自大脑的神经冲动，它仍然会蠕动。这是因为肠道壁内的神经元仍然会发出神经冲动来支配肠道内的平滑肌运动。

这对我们理解肠道的功能非常重要。比如，有些便秘患者的肠道蠕动能力很弱，可能就是肠道内的这套肠神经系统受损所致的。

肠道内的所有组织，包括上皮细胞、平滑肌、间质细胞、脉管系统、免疫细胞，都被肠神经系统支配着。据估计，肠神经系统至少拥有 2 亿～ 5 亿个神经元，这个数目比脊髓里的神经细胞数量还多。肠神经系统（图 4-4 ）包括两套神经丛，分别是"黏膜下神经丛"和"肠系膜神经丛"，二者分布于黏膜下层和环肌层之间，以及环肌层和纵肌层之间。

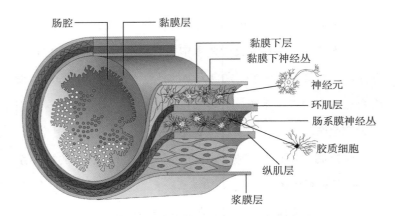

图 4-4　肠神经系统在小肠内的分布示意图

中枢神经系统和肠神经系统之间是相互独立的两个神经系统，但是它们之间并不是完全隔离的，而是相互联系的。这种联系是通过迷走神经实现的。迷走神经包括交感神经和副交感神经。

两套神经系统在结构上是相互连接的。大脑通过它的信号传导通路，也就是**迷走神经**（参见第一节）和"第二大脑"（或者说**肠神经系统）通过神经末梢的突触发生关联**。迷走神经连接着大脑和肠道，形成一个重要的信息交流枢纽——脑 - 肠轴。这是"第一大脑"和"第二大脑"之间的互动。

肠神经系统的数亿个神经元蔓延分布在胃、胆囊、小肠（包括十二指肠、空肠、回肠）、结肠、直肠等一条长的管道轴里。这些消化器官内部的神经元统称为"肠神经系统"（也叫内在神经系统）。（图 4-5）

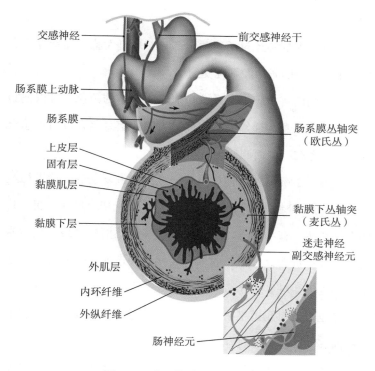

交感神经

前交感神经干

肠系膜上动脉

肠系膜

肠系膜丛轴突
（欧氏丛）

上皮层

固有层

黏膜肌层

黏膜下层

黏膜下丛轴突
（麦氏丛）

迷走神经
副交感神经元

外肌层

内环纤维

外纵纤维

肠神经元

图 4-5　小肠的神经分布示意图

　　它的神经元包括两种：肠神经元、肠胶质细胞。这些神经元聚集成神经节，数量极多，相互之间又勾连成网，综合调节肠道肌肉运动、胃蠕动、分泌和血管收缩运动等。

　　肠道的神经元，在每一厘米的环形肠道壁内，就有2万～5万个，甚至更多。

　　我们前面提到，胃肠道也和其他脏器一样接收来自大脑的神经信号，也就是受到迷走神经传递过来的交感神经和副交感神经的支配。

肠道的支配神经包括了两个部分：来自大脑的迷走神经支配；来自自身的肠神经系统支配。

对大脑而言，肠神经系统扮演着中继站的角色，可以把肠道的微环境信息传递给大脑。经过大脑的信息整合以后再输出到肠神经系统，继而调节肠道功能。

肠神经系统是外周神经系统中最大和最复杂的。迷走神经又是 12 对脑神经里最长和最复杂的。二者密切交融在一起，共同发挥作用。在小肠里，肠神经系统和交感信号通路一起，通过激活分泌神经元和血管收缩神经元来促进或者抑制分泌。这个分泌也包括对水的分泌。

它也可以对肠道平滑肌释放蠕动信号，使得收缩波沿着小肠向前移动，把肠道内容物向前推进。

文章中开头提到的那位女士，应该就是因为生气，使得大脑内的某些神经元格外兴奋，然后神经冲动通过迷走神经进入大肠，使参与调节水和电解质的黏膜下肠神经丛的分泌神经元活性增强，导致肠道上皮分泌增加，同时蠕动增强，其表现就是腹泻。

一、肠神经系统和肠道菌群

与神经系统的其他组分（如脑、脊髓）一样，肠神经系统也来自外胚层，它分化于神经嵴前体细胞。所不同的是，在发育过程中，肠神经系统的神经元逐渐入侵肌层和黏膜下层，形成两层由神经节勾连成网的庞大神经网络。这些组分形成整合回路，其功能不依赖于外来的交感和副交感神经支配，而是可以自行调节肠道运动、液体的跨黏膜运输、免疫反应和局部血流等。

肠神经元广泛分布于肠神经节里。婴儿出生后，肠神经元和胶质细胞协调一致，共同促成神经回路的成熟及肠道自发运动功能。这一过程有赖于**肠道菌群的参与和免疫系统的协同作用**。

可以说，婴儿刚出生时，肠神经系统虽然已经形成了基本的网络框架，但是还不够成熟。正是由于肠道菌群和免疫系统的广泛参与，肠神经系统才能逐渐完善。

更重要的是，孕妇的肠道菌群失调也会诱使胎儿的肠神经系统发育异常。出生 24 小时内的婴儿 50% 的肠道菌群来自母亲的肠道菌群。因此，如果母亲的肠道菌群有问题，孩子的肠道菌群出现异常的概率就会增加。

肠神经系统的功能活动与其他神经元一样，都离不开神经递质的作用。目前已知的肠神经系统的神经递质包括乙酰胆碱、P 物质、神经肽、去甲肾上腺素、胆囊收缩素、5- 羟色胺、血管活性肠肽、生长抑素等，它们基本都归属于蛋白质类神经递质和小分子神经递质。几乎所有中枢神经系统内发现的神经递质，在肠神经系统内都可以被找到。

这些神经递质有一些是神经细胞自己产生的，还有一些就来自肠道内的细菌。比如 γ-氨基丁酸来源于乳杆菌、双歧杆菌，去甲肾上腺素来源于大肠杆菌，血清素来源于链球菌、大肠杆菌、肠球菌，多巴胺来源于杆菌、沙雷菌。

肠神经系统是脑、免疫系统和肠道菌群的信息中继站，它的功能成熟必须在出生后，并且在肠道菌群和免疫系统的共同影响下才能完成。

这方面的研究成果告诉我们：一个健康的肠道菌群对肠神经系统的影响巨大。

即便从这个角度出发，母亲在妊娠期间也应该建立一种健康的肠道菌群。

另外，肠道菌群也会对免疫系统的成熟产生很大影响。免疫细胞及其产物对肠神经元神经回路的发育又有重大影响。这几部分是互相影响的，并且呈现出协同发育的效果。

肠道之所以被认为是人体最大的感觉器官，是因为肠道内壁上分布有大量的感觉神经元。肠神经系统、肠道上皮细胞、免疫系统、肠道内分泌系统与肠道微生物密切合作，在完成营养、水、电解质吸收的同时又能够阻止有害成分穿越肠道上皮。

一个发育成熟的肠神经系统，其神经元会组成许多小神经节，相互连接成网，密集地分布于肠道壁上。神经元与其效应细胞紧密相连，主要体现在与黏膜细胞、免疫细胞和内分泌细胞的密切关联上。肠神经系统本身也接收来自中枢神经系统经过迷走神经传递过来的信号，因此它以一种复杂的模式影响着肠道的功能。

大脑通过迷走神经的交感和副交感通路对肠神经系统产生影响，这种神经系统的交流不是单向的，不是谁来指挥谁，而是呈现一种双向的交流关系。肠神经系统通过传入神经把信号传给迷走神经，反过来，迷走神经也把信号传递给肠神经系统。

这种相互的交流关系构成了脑－肠轴的核心。

与大脑不同，肠神经系统并没有被分割开来，它没有血脑屏障的保护，因此可以与周围组织密切接触。肠胶质细胞还可以起到与脑胶质细胞类似的保护作用。

二、肠神经系统和免疫系统

肠神经系统和免疫系统的关系非常密切。肠道周围的免疫系统提供了人体 70% 的免疫力，这也充分说明了肠神经系统对人体免疫系统的重要性。神经系统和免疫系统在识别危险因素时几乎同时会对危险做出反应。它们可以被视为统一的系统。

一般认为，人体的免疫细胞是在体内四处"巡逻"的，但这个观点目前看来并不完全准确，因为参与"巡逻"的免疫细胞只有一部分。有越来越多的研究发现，人体内有很多只服务驻地组织或者器官的免疫细胞，就如同派出所里的片警一样，只为其所管辖的片区提供服务。

以胃肠道为例，以前人们并不知道这里有驻扎的免疫细胞，近些年才知道在肠道上皮黏膜细胞之间还存在着上皮内淋巴细胞（IEL）。后来又了解到人体肠道内还有三类其他免疫细胞，分别是肌层巨噬细胞（只居住在肠道上皮的肌层）、B 细胞（可以分泌抗体）和肥大细胞。

研究发现，肠神经系统和肠道内的免疫细胞关系非常密切，二者的联系主要是通过以下几种方式建立的。

① 肠神经元的树突、轴突和免疫细胞呈密切接触关系，但是又没有直接接触。

② 分布于肠道周围的派尔集合淋巴结有非常丰富的神经支配，比其他地方的黏膜都要多，说明神经系统对免疫系统有强大的影响力。

③ 神经免疫回路：在肠道黏膜里，很多神经和局部的免疫细胞并列排布，形成神经免疫单元。这些单元不但独立引发反应，而且会交流信息以形成神经免疫轴。这个过程受肠道菌群调节。

可以说，肠神经系统和免疫细胞的互动是肠道生理功能的调节枢纽。比如，当某部位出现炎症时，人体会感到疼痛，就是因为免疫细胞释放的炎症因子刺激其周围的神经末梢。这种疼痛和炎症的关系显示了神经系统和免疫系统的相互作用。

大自然在创造生命的时候就考虑到了这一点。有炎症的存在说明身体有问题，这一点必须让大脑知道，所以才创造出了炎症反射这种神经免疫回路。这一过程有迷走神经的参与，由TNF-α 分泌调节。

肠道的神经支配主要起源于黏膜下神经元（包括感受神经元），这些神经元主要用来探测入侵的病原体，调节滤泡的血液供应。

三、肠神经系统和肥大细胞

肥大细胞主要存在于固有层和黏膜下层，它们和小肠神经有着密切关系。

有很多人会出现食物不耐受的现象，也就是吃了某些食物之后会感觉胃肠特别不舒服，在此过程中肥大细胞就扮演了重要角色。未经消化完全的蛋白质在穿越肠道上皮细胞进入真正的体内以后，会首先碰到肠道周围的免疫细胞，包括淋巴细胞、肥大细胞等。

肥大细胞一旦被激活，会迅速去颗粒化，释放炎症因子，包括组胺、5- 羟色胺、类胰蛋白酶等。这些炎症因子可以被密切相连的神经末梢所捕获，信息随之被传递到大脑，让人体感觉到疼痛。

如果人体肠道上皮的完整性出现问题，也就是出现肠漏，那么未经消化完全的具有抗原性的食物成分（主要是大分子蛋白质）就会穿过肠道进入真正的人体内部，从而激发巨噬细胞和肥大细胞释放炎症因子，引发免疫反应。这种炎症因子又会刺激神经末梢的感受器，从而让人体感受到不舒服，甚至疼痛。这就是食物免疫反应，或者食物不耐受的发生机理。

四、肠神经系统和肠道功能

我们前面说了很多关于肠神经系统的事，那么它对肠道究竟意味着什么呢？

首先，它是肠道诸多功能的调节核心，包括肠道蠕动、上皮分泌、肠道血流、液体跨黏膜转动等。这些功能都不受大脑控制。

其次，肠道也有感受功能。在平时，有大量的肠道感觉需要上传给大脑，包括饥饿、饱腹、恶心、胀气、腹痛、不适感等。作为人体最大的感受器官，这个功能应该归属于肠神经系统。肠道内分泌功能的调节也来自肠神经系统。已知人体内90%的5-羟色胺是由肠嗜铬细胞分泌的。5-羟色胺可以调节肠道运动和血小板功能。肠嗜铬细胞可以作为机械感受器释放大量的5-羟色胺，并且直接影响位于其周围的肠神经元。

肠道内分泌细胞可以分泌很多内分泌因子和神经递质。杯状细胞、潘氏细胞（位于陷窝）可以分泌很多抗菌物质。上皮细胞、平滑肌细胞是控制肠道运输、吸收和分泌的主要效应细胞。它们都受肠神经系统支配。

如果肠神经系统出现异常，患者就会出现很多疾病，如**先天性无神经节性巨结肠**就是一种肠神经系统缺陷导致的疾病。这种疾病患者在肠道局部缺乏神经节，没有正常的肠神经系统功能，因此不能正常排便，还很容易发生结肠感染。这些症状都与肠神经系统的功能相吻合。

想要深入理解肠道的功能，肠神经系统是不可忽略的一个部分。它扮演着人体肠道功能的核心角色，可以对肠道的各个功能进行调节，包括肠道蠕动、对病原体的感受、肠道免疫反应、营养素的吸收、肠道的内分泌功能等。

如果想要肠神经系统功能完整，就需要肠道菌群平衡、营养平衡、部分氨基酸供应合理。掌握了肠神经系统知识，很多与肠道有关的症状就可以很好地理解了，比如肠道蠕动慢、肠道炎症、腹泻、腹痛、肠道不适感，甚至营养的吸收不好可能也与肠神经系统的功能不全有关。

五、肠神经系统小结

1.肠神经系统遍布整个肠道，其神经元总数可以达到2亿～5亿个，肠道也因此被称为"第二大脑"。

2. 肠神经系统与肠道内的多种细胞关系密切，包括肠道上皮细胞、肠道内的免疫细胞、肠道平滑肌细胞、肠道内分泌细胞等。

3. 肠神经系统还接受来自大脑的神经支配，这个路线是通过迷走神经实现的。二者的信息传递互动被称为脑 – 肠轴。

4. 平衡的肠道菌群可以促进肠神经系统的成熟和功能完善；肠道菌群失衡会导致肠神经系统功能异常。

5. 肠神经系统的存在赋予了肠道诸多功能，包括感受肠道的内环境变化，调节**肠道蠕动**，调节食物中**液体的跨黏膜运输，影响上皮分泌、免疫反应和局部血流**等。

第五章 肝脏与肠道息息相关

　　肠道是人体唯一的外来营养吸收地，所有的食物都在肠道内被消化和吸收。与此同时，也会有一些不好的成分随着消化好的食物成分一起进入血液。这些成分会顺着各个分支血管汇集进入一个大的血管，叫作门静脉，然后进入肝脏。这些有害的成分如果不加以清除，势必会对人体产生不良的后果。

　　这个时候，肝脏就会发挥它的作用来保护人体。

　　肝脏（图5-1）是人体腹腔内最大的脏器，具有最复杂的功能，担负着极其重要的作用。它有 2500 亿个肝细胞，代谢活动异常活跃。目前已知的肝脏功能包括分泌胆汁、参与消化、合成脂蛋白、合成和转化部分维生素、参与药物的转化和灭活、参与激素的转化、参与免疫防御、参与造血、合成甘油三酯、合成磷脂、合成胆固醇、合成凝血因子、合

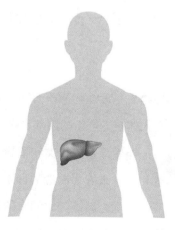

图5-1　人体内肝脏位置示意图

成酮体等。此外，肝脏还可以调节血糖和脂类代谢、完成生物转化和解毒功能，可以说功能非常强大。这也是肝脏一旦出现问题，人的健康就无法保证的主要原因。

人的一生平均要摄入超过 50 吨的食物！如此巨量的食物，不可避免地会夹杂不少有害成分。比如，随着水和食物一起进入人体的一些微生物（如细菌、病毒）、化学物质（包括药物）、工业污染物和各种毒素等。

这些外来成分对人体来说是异物，因此不能让其随意进入其他器官，对此的主要守护者就是肝脏。肝脏是保护人体免受毒素和代谢垃圾危害的关键屏障。

其实食物成分里的有毒有害成分在被吸收以前，已经被肠道清理掉了一部分，这也是肠道屏障的作用。

第一节　护卫肝脏的先锋——肠道屏障

这里所说的"毒"既包括对人体有害的微生物，也包括毒性物质。毒性物质既有随食物一起被摄入体内的外界毒素，也有人体自身产生的内部毒素。

外界毒素的种类和数量非常多，包括大自然本身就有的毒素和近年来人为制造的毒素，如杀虫剂、除草剂、药品、化学溶剂、重金属等。它们有的是可以被解除毒性的，有的无法被解除毒性的（比如重金属、重毒性物质）。这些成分需要排出体外才不会损害人体健康。

至于内部毒素，人体每时每刻都会产生，包括尿素、吲哚、氨、酚类等，也包括细菌内毒素。内毒素也叫 LPS（脂多糖），它是革兰阴性菌细胞壁的成分（参见第三章）。

细菌的寿命很短，如果细菌缺乏食物就可能死亡。死亡的革兰阴性菌就会释放内毒素。实际上，在大肠的肠道内容物中，内毒素的含量很高。以小鼠为例，其每克肠内容物所含有的内毒素就高达微克甚至毫克级别。这代表着大肠内有大量的细菌死亡。幸运的是，绝大多数内毒素都不会进入人体血液，而是直接被排出体外。但是在正常情况下仍然有微量的内毒素会顺着门静脉进入肝脏。

一般情况下，这是一件好事，因为微量的内毒素反而可以刺激和激活肝脏内的免疫细胞（也叫库普弗细胞，Kupffer cell），并且让其保持战斗力。肝脏的库普弗细胞一旦发现内毒素，就立即将其消灭。在这个过程中，库普弗细胞的能力就得到了锻炼。因此，对人体的免疫系统而言微量的内毒素存在是好事。

除了内毒素，人体还要面对多种多样的微生物入侵。面对种类繁多入侵肠道的微生物，人体会形成六道"防毒长城"。

1. 对肠道内的细菌而言，要进入人体，它们需要跨越的第一道防线，即含有分泌型免疫球蛋白 SIgA 的黏液层。这个防线被称为"化学屏障"。

黏液层分布于肠道上皮细胞表面，由黏蛋白（一种大分子糖蛋白）、水、离子、蛋白质、脂肪、抗体、抗菌肽组成。

黏液对肠道上皮的保护作用包括减少机械压力、润滑肠道表面、让消化物质可以顺利通过、阻止有害成分渗透等。

任何细菌想要入侵人体，首先要过的就是这一关。

但是对只有分子大小的毒素来说，通过渗透作用，毒素早晚可以靠近上皮细胞。

2. 在黏膜和肠道上皮细胞之间是由有益菌组成的菌膜层，这个可以算是第二道防线。它主要是用来防止细菌侵扰的。这个防线被称为"微生物屏障"。

有些细菌，比如双歧杆菌、乳酸杆菌等可以通过细菌表面的一种叫"磷壁酸"的组分黏附在肠道上皮细胞表面。

这些细菌在细胞表面形成一个保护层，组成一道其他细菌无法跨越的"菌墙"，使得有害细菌（比如大肠杆菌、产气荚膜梭菌）无法竞争结合肠道上皮细胞，而其本身又能释放短链脂肪酸，进一步杀伤有害细菌。

这层"菌墙"通常是由对人体有利的细菌组成的。这就是好细菌对人体的防护作用。

3. 人体的肠道上皮细胞可以算是第三道防线。这个防线被称为"物理屏障"。

这些上皮细胞之间可以通过连接蛋白形成一个非常紧密的连接。在正常情况下，这个连接可以说是天衣无缝，细菌根本就没有办法进入。

　　更有趣的是，肠道上皮细胞的更新速度很快，3～5天整个肠道上皮细胞就会更新一次。即使是有细菌好不容易躲过了防线一，跨越了防线二，好不容易到了上皮细胞这个防线，突然发现不妙了，因为它入侵的这个上皮细胞死了！死了的细胞脱落了，连同黏附在它上面的细菌（也有的细菌会侵入到细胞内部）一起被带进了肠腔，随着大便排出体外，也就不能祸害人体了。

　　4.第四道防线是肠道相关淋巴组织（Gut-Associated Lymphoid Tissue，GALT）（图5-2）。这个防线被称为"肠道免疫屏障"。它包括肠黏膜上皮内淋巴细胞（IEL）、巨噬细胞、淋巴滤泡、派尔集合淋巴结、肠系膜淋巴结等。有意思的是，这些淋巴细胞只存在于肠道上皮，不存在于其他部位，而且它根本不用到专门的"军校"（胸腺内）去培训，而是在小肠的支持下发育成熟。

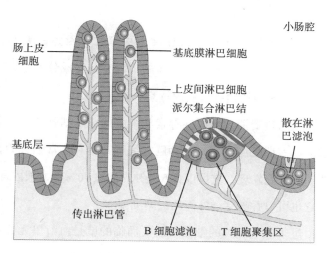

图5-2　肠道相关淋巴组织结构示意图

这些免疫细胞自然可以杀伤对人体有害的细菌。对人体有益的细菌，它们是不会杀伤的。有益菌对人体是有价值的，所以不能杀。

5. 假如真的有细菌突破了前四道防线，那么它们就能进入血液，流到门静脉，然后进入肝脏了。肝脏就是人体内部的第一道重大防线。这个防线被称为"肝脏免疫屏障"。

肝脏的血流量极为丰富，它的血液有 1/4 来自肝动脉，其余 3/4 来自门静脉。各腹腔脏器（主要是胃肠道）的静脉血都会流到肝脏中进行"解毒"。它的血流量可以达到每分钟 1300 ～ 1500mL。这就相当于肝脏每 4 ～ 5 分钟就过滤了相当于总血量的血液。你坐在电影院看电影的 2 小时里，你的肝脏已经在不知不觉中替你过滤了三四十遍血液。每昼夜肝脏会把血液滤过大约 300 遍。

当然，肝脏肯定是白天比晚上更繁忙，因为白天人会进食。每次餐后随着食物进入人体的不仅有营养成分，还有有害成分，以及来自肠道细菌的内毒素。

肝脏内负责消灭异源性毒素和细菌的免疫细胞是我们前面提过的库普弗细胞，它是一种巨噬细胞，具有非常强大的吞噬功能。有研究发现，它可以在 5 分钟内清除 90% 的血液内毒素，当然它也可以吞噬穿透屏障的漏网细菌。

6. 过了以上五关的细菌最后要面临的就是血液里无处不在的免疫细胞。这个防线被称为"血液免疫屏障"。

这里是免疫系统的大本营，众多的免疫细胞，包括 B 淋巴细胞、T 淋巴细胞、中性粒细胞、巨噬细胞、自然杀伤细胞等，都在这里"巡逻"。正常人体内入侵的微生物基本不会在这样的连续打击下存活下来。

在这六道防线面前，绝大多数入侵的微生物都会被消灭掉。即使有少数入侵的微生物走得稍微远一点，最终也不会进入人体深处。

不过话说回来，就算不进入人体内部，也不代表它就无害。它们本身通过细菌的表面或者释放的毒素可以不停地刺激肠道黏膜上的上皮内淋巴细胞，导致后者释放一些淋巴因子或炎症因子。这种来自细菌的连续不断的恶性刺激就会导致肠道炎症。

炎症又可以刺激肠道上皮细胞发生病变，导致肠道屏障完整性受损，进一步演变成肠漏。当人体出现肠漏时，一部分细菌会穿过这个漏洞进入门静脉，继而进入肝脏，从而引起肝脏的免疫反应和（或）感染。

第二节　肝脏是怎样解毒的

肝脏究竟是怎样解毒的呢？

因为时时刻刻都有毒素进入肝脏，因此肝脏会一遍又一遍地过滤血液，最大程度地清除其中的有害物质。

肝脏的血液供应非常丰富，它同时接收来自肝动脉和门静脉的血液。其中 25% 为含氧量高的动脉血（肝动脉）；另外 75% 则是含氧量低但是营养组分非常丰富的静脉血。静脉血液的营养成分来自从肠道吸收的各类物质。

肝脏所起的作用是"取其精华，去其糟粕"。精华就是有益的食物营养成分，糟粕是那些会损害人体健康的毒素、微生物及其成分。肝脏在第一线承受着繁重的清除异己任务，因此容易过度疲劳。一旦解毒压力过大，就容易罹患疾病。

大自然设计现在这样子的肝脏，自然是有其深刻道理的——它的目的就是让肝脏时时刻刻都能够把血液里的有害成分给过滤掉，尤其是从肠道吸收入血的有害成分。

由此可见，肝脏最繁忙的时候一定是三餐后。就好比海关稽查一样，对外来人员好的放行，坏的就缉拿。旅客从飞机上下来最多的时刻，一定就是海关最忙碌的时刻。肝脏也是如此。

对人体而言，营养成分是好的，必须要加以合理利用；而那些毒素、细菌、病毒、有毒化学物质等坏的成分，尤其是那些脂溶性化合物，在进入肠道以后，根本就不需要借助什么转运蛋白就可以轻松翻越细胞膜的脂质双层，从而被吸收入血。

如果肠道本身有问题，比如有肠漏、免疫系统异常，那么进入门静脉的有害成分就会剧增，肝脏的解毒负担也就随之大大增加。

出现肠漏时进入体内的毒素量也会增加，这样就会增加肝脏的负担。少量的毒素，我们前面提到过，对肝脏还是小事一桩，而且可以锻炼免疫系统的功能。但是如果面对大量的毒素处理工作，肝脏就会过劳，从而导致炎症，严重时会导致肝硬化，甚至肝癌等。

如果毒素长期累积（比如长期饮酒、脂肪肝，或者感染肝炎病毒都会出现这种情况），会导致肝脏功能失衡，出现炎症反应，IFN-γ、肿瘤坏死因子-α（TNF-α）和白介素-6等炎症因子都会相应增多。

肝脏和肠道的长期炎性改变会促进肝硬化和肝癌等肝病的发展。

在肝脏内定居着功能强大的库普弗细胞，它是先天免疫系统的重要组成部分，位于肝窦内表面，但是在肝内的分布并不均匀。库普弗细胞的主要功能是吞噬有害成分或者异物，同时参与免疫调节与监视。它不仅能吞噬和清除血液中的细菌、异物等抗原性物质，而且还具有特异性的免疫应答、抗肿瘤、解毒、抗感染等方面的作用。

在致病条件下，库普弗细胞可被内毒素等成分激活，释放TNF-α、干扰素、白介素-1、白介素-6、氧自由基等多种炎症因子。这些炎症因子均参与肝脏炎症的发生与发展。通过库普弗细胞的作用，绝大多数进入肝脏的外来成分都会被消灭，这就是肝脏的解毒功能之一。

现在普遍接受的理论是，肝脏的损害是由肠道菌群、特异分子及库普弗细胞介导的肝脏炎症反应三者之间的交互作用引起的。

当然，进入肝脏的毒素种类繁多，仅靠库普弗细胞肯定不能解决全部问题。不过别担心，肝脏还有其他方法来处理毒素。

对于毒素和多种化合物乃至人体的代谢废物，身体需要对这些成分进行**化学修饰**，也就是通过生物转化反应，把这些成分变成水溶性很高的成分，然后通过肾脏排泄出去。

肝脏的生物转化反应非常复杂，至少有30多个代谢酶参与其中，分为氧化反应、还原反应和结合反应等。肝脏通过生物转化能把各种各样的成分代谢成非常容易排出体外的形式，也就是亲水形式。

以乙醇为例来说明一下肝脏是怎么发挥生物转化功能的。胃肠道黏膜通过简单扩散方式来吸收乙醇，其中胃吸收约20%，小肠吸收约70%。实际上吸收入血的乙醇仅有不到10%是以原型形式排出体外的，剩下的绝大多数都要在肝脏进行代谢。

人体通过乙醇代谢酶和肝脏脱氢酶来氧化乙醇，通常每小时可以处理10mL乙醇。长期酗酒的人的血液中乙醇浓度长期较高，因而会损伤肝细胞的DNA和线粒体，诱导发生脂肪肝和肝脏炎症。

乙醇氧化系统的作用不会让机体利用乙醇来产生能量，反而会增加肝脏的耗氧量和对还原性成分 NAPDH 的消耗。其结果是，没有 NAPDH 的保护，肝细胞膜的脂质被过氧化，导致肝细胞的过氧化损伤，进一步发展就会变成肝硬化甚至肝癌。

同时在肠道内，乙醇是一种强有力的**致肠漏剂**，可以导致肠漏的发生。如果乙醇代谢成乙醛，不但使肠漏的发生概率增高，还可以导致肠道内炎症的发生。

所以长期酗酒对人体健康的损害是多方面的。炎症、脂肪肝、肝纤维化、肝硬化，甚至肝癌都是有可能发生的。这里我们只用乙醇为例来说明肝脏对乙醇的代谢功能，这个过程中产生的多种代谢中间产物有许多是对人体有害的。

因此，为了健康，建议大家不要喝酒。同样地，长期高脂饮食对肝脏也有损害。

其他损害肝脏健康的不良习惯包括暴饮暴食、熬夜，以及食用含有过多添加剂、防腐剂的食物等。高脂饮食可以刺激肝脏和胆囊分泌胆汁酸，以便协助脂肪类食物的吸收。长时间过度地摄入脂肪类食物就可以造成肝脏过度合成胆汁酸，并引起胆囊过度分泌胆汁，这势必会造成肝脏因长期处于高负荷状态而过度劳累，导致疾病。

脂类物质被消化以后会变成了脂肪酸和甘油，然后被吸收。进入血液以后，它们会被肝细胞摄取，然后在细胞内再度合成甘油三酯。

通常情况下，合成的甘油三酯会被运输到全身各器官而被利用。但是脂类物质跟大家熟知的油是一样的，它们不溶于水，达不到水乳交融的境界，因此不能被血液直接运输。

在正常情况下，甘油三酯是和磷脂、脂蛋白、胆固醇成分一起组成两种颗粒状的成分——极低密度脂蛋白（VLDL）和高密度脂蛋白（HDL）的形式释放入血的。

绝大多数的脂蛋白是在肝脏中合成的，但是也有很少量的脂蛋白可以在肠道黏膜细胞中合成。极低密度脂蛋白（VLDL）和高密度脂蛋白（HDL）可以携带脂类物质在血液内运输以便其他组织器官加以利用。

假如没有得到身体"动用脂肪"的信号，作为被血液吸收后的第一道关卡，肝脏就会把血液中携带的甘油三酯在肝脏细胞内聚积起来，以便在合适的时候再度利用。

但是如果肝细胞内的甘油三酯长期合成过度，又没有被有效利用，那么它们就会在肝细胞内慢慢累积，最终形成脂肪肝。

这就是肝病。

临床上常见的肝病可以分为两种：酒精性肝病和非酒精性肝病。它们往往有共同的致病因素，如肠道菌群失调、肠漏，以及乙醇、胆碱代谢物和胆酸水平的波动。

酒精性肝硬化的患者通常有小肠细菌过度生长（SIBO）的问题，也就是小肠内有过多的微生物。

酒精性肝病的主要特点是肠道渗透性加大，这是由于乙醇直接作用于上皮细胞引起的；另外紧密蛋白表达下降也会导致肠道渗透性加大。小肠屏障的破坏会导致血浆内毒素水平显著增加，而后者会引起肝脏损害。

非酒精性肝病是指肝细胞内有大量甘油三酯累积，但其累积与饮酒无关，并且会进一步发展成为脂肪肝、肝硬化或肝癌。胰岛素抵抗、氧化应激和脂质过氧化是非酒精性肝病的特点。

第三节　肝脏和肠道之间的互动——肠 – 肝轴

除了前面提到的肝脏解毒功能以外，在肝脏和肠道之间还有重要的功能信号通路。这是一条非常重要的双向交流通路，叫"肠 – 肝轴"。简单地说，肠 – 肝轴就是**物质在肠道和肝脏之间来回往复交流的通路，是一种可以互相影响的"轴"**。

目前了解最深入的交流物质就是胆汁酸，其生理学意义就是把脂溶性物质运输到肝脏，经过加工后再运输回肠道。

既然被称为轴，必定意味着肝脏和肠道之间是有相互交流的（就像我们前面提到的脑 – 肠轴一样）。这个交流渠道是这样的：肝脏将其合成的胆汁酸和其他生物活性物质分泌到小肠上部，这些成分会沿着空肠、回肠、结肠这个通路往下走，在这个过程中，肠道及肠道内的微生物对胆汁酸和其他物质进行代谢修饰，然后通过门静脉吸收入血后重新流回肝脏，如此往复循环。

很多物质都会从肠道进入肝脏。所有的营养物质在被人体其他组织器官利用之前都要在肝脏内先处理一遍，但是其中能够从肝脏再回到肠道的并不多。

理论上，任何可在肠道和肝脏之间循环往复的成分都算是肠－肝轴交流体系的一分子。

胆汁酸是肠－肝轴的核心物质，是肝细胞以胆固醇为原料合成的。实际上，很多人体细胞自己也会合成胆固醇。在肝脏合成完毕之后，它以初级胆汁酸的身份被释放进入胆囊，然后在胆囊内浓缩成绿色的胆汁酸，继而进入位于小肠上部的十二指肠，然后再流向空肠和回肠。

在这个过程中，胆汁酸并不是空转的，它的主要功能是协助脂肪及脂溶性维生素的吸收。这时候胆汁酸的功能就如同一辆运货的货车。不同的是，它运输的是食物中的脂肪类物质、胆固醇和脂溶性维生素（如维生素 A、维生素 K、维生素 D、维生素 E 等）等。

没有胆汁酸，人对脂肪类物质的食欲就会大大下降。随着任务的完成，95% 的胆汁酸会被重吸收回肝脏。剩下的 5% 中的大部分会被结肠内的肠道菌群代谢成次级胆汁酸，然后再通过门静脉回到肝脏。只有 1% 的胆汁酸会随着大便排出体外。

回到肝脏的胆汁酸又会被重新加以利用。在肠－肝轴这个通路中，位于两端的肝和肠道是通过胆管、门静脉，以及系统中介物来相互交流的。

有医学同人可能会质疑说，这个肠－肝轴不就是教科书上说的肠肝循环吗？

二者的主要部分很接近，但是还是有区别的。教科书上说的肠肝循环主要是指胆汁酸的循环。肠－肝轴除了胆汁酸可以循环，还包括一些药物、毒素等的循环，因此其范围更广；而且肠－肝轴更强调肠道细菌在其中所起的作用。

一个完整的肠－肝轴依赖于完整无缺的肠道屏障、健康的肠道菌群微生态系统和正常的肝脏功能。如果这个屏障遭到破坏，那么肠－肝轴也就会遭到破坏。肝脏的产物比如胆汁酸可以影响肠道菌群的组成和肠道屏障的完整性，而肠道因素又会反过来影响肝脏的胆汁酸合成及葡萄糖和脂肪的代谢。

这里之所以强调肠道屏障的完整性，是因为不完整的肠道屏障会让"毒"借助于这条通路进入肝脏，从而损害肝脏的健康。

第四节　肝病的调理原则

一旦知道肝脏疾病的发生原因和机理，我们就可以有针对性地设计合理的方法来减轻甚至逆转肝病了。那么发生肝脏疾病，应该怎么调理和减轻症状呢？如果担心以后会出现肝病，又该怎么预防呢？

应该说，早期的肝脏疾病变还是容易逆转的。比如脂肪肝阶段，通过健康的生活方式和饮食调理，就可以逐渐减轻或恢复。其中最基本的原则有以下 9 条。

1. 培养健康的饮食习惯　多吃富含纤维素的食物，主要是蔬菜、水果和粗粮。纤维素是体内很多细菌的粮食。目前已知如果肠道内的纤维素不够，细菌就会处于饥饿状态，而为了生存，它们会降解人体的黏液层。这会增加毒素的吸收机会和肠漏发生的可能。所以，为了避免这点，应该多吃富含纤维素的食物。

2. 减少毒性成分的摄入　减少摄入可能损害肠道健康的食物，减少油炸食物、工业化生产食物，诸如含糖食品、快餐、加工肉类等。这些食品中含有许多氧化成分、高温烹炸后的变质成分、工业添加物、化学性的细菌抑制物等，可以破坏肠道上皮黏膜细胞，增加肠漏发生的概率。

3. 修复肠道黏膜　谷氨酰胺是血液中含量最高的一种氨基酸，是蛋白质 20 种组成氨基酸之一。人体自身也可以合成谷氨酰胺，它是胃肠道管腔细胞的主要能量来源。肠道黏膜的代谢离不开这种营养物质。

研究发现，它可以促进肠细胞的增生、增加小肠细胞的微绒毛高度、调节细胞之间的紧密连接蛋白的表达、抑制促炎信号通路、抗细胞凋亡等。此外，其对保持黏膜上皮结构的完整性也非常重要。

4. 采取健康的生活方式　合理的睡眠、不暴饮暴食、适度的运动等都是值得推荐的。必须明确的是，这几项也或多或少地与肠道菌群的健康状况有关。不健康的肠道菌群会影响人的睡眠和对垃圾食品的嗜好。

5. 运动　适度地运动，尤其是有氧运动可以增加机体对能量储备的消耗。这时候机体消耗贮存在肝细胞内的脂肪成分，从而可以减轻脂肪肝。

另外，运动可以增加汗出，使部分毒性成分和有毒的微量元素随汗液排出体外。

6. 多喝水　代谢废物和毒性物质随着排便和排尿量增加可以更多地排出体外，从而减轻肝脏负担。

多喝水并不是一句废话，因为有许多人根本就不爱喝水。

7. 合理应用药食同源食物和中草药　很多人都认为食物只是能够让人填饱肚子而已。其实这个认识是有偏差的。很多食物在正确的指导下并不仅仅能满足食欲，还可以调理身体。

比如，合理加工的蔬菜可以保留食物的抗氧化剂、纤维素和维生素，以及富有功能的植物化合物，这些都可以促进人体健康。过度的食物加工可破坏其部分有效成分，影响效果。

再比如，凉的米饭、红薯、马铃薯等含有较多的抗性淀粉，可以增加肠道内好细菌的数量，因而多食用对人体是有利的。

还有研究发现，姜黄素对治疗内毒素导致的肝功能失衡效果良好。

对肝脏健康有利的中草药和药食同源食物应该会不断被发现。

8.增加益生菌、益生元的摄入，饭后服用消化酶　好细菌的数量增多可以促进肠道黏膜的修复，从而阻止有毒成分进入门静脉，当然也可以阻止它们损害肝脏健康。

增加好细菌可以通过两种方法：一是直接服用益生菌；二是服用益生元。

二者各有优势。益生菌的好处相当于直接引入外援，但坏处就是有可能会水土不服，无法在本地驻扎和长久生存（也就是定殖）。

服用益生元的好处是可以增加本地细菌的多样化，类似于给土地施肥。但是前提是本地要有好的种子，否则细菌的种类不会太多。

二者结合使用当然效果会更好。

必须注意的是，好细菌和坏细菌只是通俗的称呼，只是在一般意义下对人体的健康而言的好坏。它们都不是一种或者一类细菌。目前研究中鉴定出来的所谓好细菌或者坏细菌只是人体现有细菌种类中很小的一部分。目前市场上已经得到认可的益生菌产品品种很有限，但是将来这个数字必定会大幅增加。

一般认为，好细菌和坏细菌是相互拮抗的。临床观察发现，部分好细菌的增加会导致坏细菌的死亡。死亡的细菌，特别是革兰阴性菌会释放内毒素（LPS，又叫脂多糖）。过多的脂多糖会沿着门静脉进入肝脏，损害肝脏健康。因此，我们认为在初期调理中先把肠道内的坏细菌赶走会比直接添加好细菌的效果要好，而且也更安全。

饭后及时服用消化酶可以尽可能减少食物中蛋白质的抗原性，减轻炎症，这样就会减少免疫反应，也会减轻肝脏的负担。

9. 增加抗氧化剂的摄入　正常细胞的内环境是处于还原态的，具有一定的抗氧化能力。如果该能力下降，细胞本身的功能也会下降，使细胞产生更多的氧化自由基，导致其 DNA 发生突变，严重时甚至会导致癌变。

肠道上皮细胞的受损会让更多的毒素进入门静脉和肝脏。如果受损是抗氧化力下降导致的，那么增加抗氧化剂就会让细胞更加健康。

常用的抗氧化剂包括具有抗氧化能力的维生素，包括维生素 A、维生素 E、维生素 C 等。其他抗氧化剂包括姜黄素、白藜芦醇、谷胱甘肽、鞣花酸（来自石榴、草莓等）、花青素（来自众多水果、蔬菜）、儿茶酚胺、辅酶 Q_{10}、虾青素等。

使用某种抗氧化剂或者几种抗氧化剂联合使用对增加细胞的抗氧化力，稳定细胞膜是非常有帮助的。

另外，必需脂肪酸、锌离子等组分也可以修复肠道黏膜上皮，减少毒素的渗透。

总之，这里列出的每一项都对肠道健康有帮助，并且可以减轻肝脏的毒性损害。如果能够把它们结合在一起使用，效果会更好。

完整的肠道上皮是肠－肝轴正常发挥功能的基础，失衡的肠道菌群则会毒害肝脏。修复肠道上皮也有助于肝脏功能的修复。

案例

曾先生是一位 50 多岁的大学老师，身高 170cm，调理前体重 87.5kg，体态偏胖，头发稀疏，脸色发黄，精神特别差。他有已明确诊断的脂肪肝、高脂血症、高血糖、高血压、胃食管反流，以及睡眠不好、精力差、手脚发凉发麻等亚健康症状。在饮食上，曾先生无肉不欢，肉吃得很多，蔬菜、粗杂粮吃得很少，而且经常喝酒应酬。

他调理的目标是希望能够把体重降一降，同时改善自己的"三高"问题。

他年轻的时候应酬多，加上自己也不注意身体，随着年龄的增长，精力越来越差，睡眠也不太好，还要经常服用降血压、降血脂和降血糖的药。他是大学老师，懂得"是药三分毒"的道理，不想好不容易熬到退休却没享受退休生活的命，所以希望用安全的方法来调理身体。

我们给他讲了肠道菌群和饮食的关系，告诉他需要增加蔬菜、粗杂粮的种类和数量，以此帮助养肠道中好的细菌增殖。同时减少精米、精面和肉的摄入，因为这些都会助长肠道中坏细菌的生长。我们给他的调理思路是改善肠道健康、减轻身体炎症。

一开始，曾先生对肠道菌群的作用将信将疑，他不认为肠道菌群和饮食的关系这么密切，也不相信肠道菌群的作用这么大。不过他决定试一试，认为反正也不会有坏处。

曾先生的执行力很强，当天晚餐就改变了饮食结构，结果第二天早上就反馈有变化："凌晨 4 点就拉肚子，完了睡个回笼觉，6 点又开始拉。"这其实是调理初期常见的赫氏消亡反应。肠道菌群失调越严重，这个反应就越早发生，程度也越重。所以这种调理一定要从小的调整入手，循序渐进，不能一下子变化太大。

经过一段时间，曾先生逐渐适应了这样的饮食结构，蔬菜、粗杂粮吃得很足，肉的摄入也逐渐减少。曾先生的体重虽然降幅不是很明显，但是每天都在下降。

2023 年 1 月中旬，在调理了大概 1 个半月的时候，曾先生反馈说他找医生把血压和血糖的药进行了调整，降脂药、降压药和降糖药的药量都减半了，而且自己感觉身体轻松，精力也比之前好很多，基本能睡整宿的觉了，这在之前很多年都属于奢望。

经过几个月的调理，曾先生的体重减轻了 10kg，腰围减少了 8cm，并且最终停掉了降血压、降血脂和降血糖的药，睡眠也基本正常了，精力变得充沛起来，手脚冰凉麻木及反酸的症状都得到很好改善。用他自己的话说："正确的理念，只有自己亲身体验过，才能知道是好还是不好。"

第六章　当肠道出现漏洞——肠漏

本章的主题先从一个小故事开始。有一个小姑娘，从少女时期开始就不能吃面食，一吃面食就崩溃，肠胃不舒服，腹痛、腹胀，情绪也变得很差，特别容易发火，也经常发生便秘。她还有月经不调和严重的痛经问题。为此，她没少去看病。但是很遗憾，中医、西医看了很多次，做了很多检查都没有找到原因，也没有治好。

她告诉我她的故事的时候，我马上就意识到这应该跟肠漏有关。我告诉她，这些症状应该是**肠漏**导致的，而导致肠漏的罪魁祸首很可能就是一种叫面筋（gluten，麸质蛋白）的成分。

记得小时候在农村，小麦麦穗已经发青胀满，但是还没有完全成熟的时候，我们会把小麦的麦穗摘下来，去掉外壳，把仍然发青的小麦种子放到嘴里咀嚼，过一会儿就会感觉特别黏，这个成分就是面筋（麸质）。

面筋是小麦、大麦、黑麦（也有说法包括燕麦）等麦类种子的主要蛋白质，由麦醇溶蛋白（Gliadin）和麦谷蛋白（glutenin）组成。其实面筋不是一种单一的蛋白质，而是由上百种类似的蛋白质组成的复杂聚合体。面筋本身富含谷氨酰胺和脯氨酸，结构特殊，非常不容易被消化。而且它对热稳定，不怕胃酸，轻易不会被降解成氨基酸（有研究显示，在肠道内98%的麸质蛋白无法被降解，因此具有比较明显的抗原性）。因此，一旦人体由于某种原因出现肠漏，面筋中的蛋白质或者氨基酸片段就会穿过肠漏进入血液，激发免疫系统发生异常反应，也就会出现我们说过的那些症状。

所以对有肠漏问题的人来说，面筋是"魔鬼"，对这个女孩而言也是如此。

那么肠漏究竟是什么呢？肠漏（图6-1），顾名思义就是

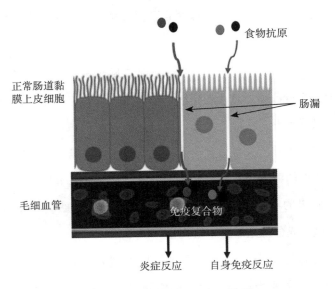

图6-1 肠漏的发生原理示意图

指（因为某些原因或刺激导致）肠道出现了漏孔，变得不再完整，因此肠道内未完全消化的蛋白质、毒素和微生物等成分会通过漏孔进入体内，引发炎症、免疫反应和各种各样的疾病。（强调一下，这里所说的漏孔其实非常非常小，肉眼完全看不到，即使在显微镜下也看不到，但是可以通过患者的症状观察到）

第一节　细节决定成败——肠道的巧妙结构

为了让大家更好地理解肠漏，我们今天先从肠漏的发生部位——肠道上皮说起。

肠道上皮，虽然只是一个单层的薄薄的防护上皮，但是却是人体肠道内最重要的防护"长城"。健康的肠道上皮可以说是坚固牢靠的"防御长城"，而发生了肠漏的肠道上皮则像是筛子一样漏洞百出的"土长城"。

需要强调的是，正常人体的肠道上皮细胞并不是完全密闭的，部分本来位于肠道内的蛋白质，如胃蛋白酶、胰蛋白酶、胰淀粉酶、胰脂肪酶、唾液淀粉酶等，都可能偶然漏入血液中。这些酶类通过技术手段都可以检测到，当然这个量是非常微小的，基本上也不会引发任何健康问题。

此外，正常情况下位于细胞内的成分，也会在血液内出现，通常是由死亡细胞的成分被释放进入血液所致的。当然这个量是非常细微的，几乎可以忽略不计。

一旦出现肠漏，能够漏进人体内的成分就会增多，除不会损害人体的部分成分以外，最主要的损害人体的成分包括具有抗原性的蛋白质、细菌和微生物等。

肠漏发生在肠道上皮，我们在第一章已经介绍过肠道的结构，本章不再重复叙述，但是这里补充一些细节。

从肠道内侧到外侧的结构分别是黏膜层（含单层上皮细胞、小血管和淋巴丛）、黏膜下层（含黏膜下神经丛）、固有肌层（含肌间神经丛）、浆膜或者外膜。

从营养的角度来讲，靠外侧的三层结构并没有参与营养吸收。只有位于内侧的黏膜有最大的作用，因为营养成分一旦越过这个单层黏膜上皮细胞，直接面临的就是毛细血管。也就是说，从肠道内部到可以回收和吸收营养的毛细血管，中间只有一层单薄的上皮细胞。由此就可以看出，这层薄薄的上皮细胞对防御是多么重要了。

在肠道上皮，肠细胞的顶端有三种细胞间连接，分别是紧密连接、黏附连接和桥粒，它们共同把相邻的两个肠道上皮细胞紧密地连接在一起。

位于肠腔表面，小肠上皮下部的陷窝有 P 细胞和未分化干细胞。这些干细胞可以每 3 ～ 7 天更新一层。肠道内分泌细胞、杯状细胞、P 细胞都是特化的分泌上皮，可以维持上皮的消化和屏障功能。

健康的肠道上皮细胞可以选择性地允许小分子的已经完全消化的成分，比如氨基酸、离子、水等转运到内部，但是不允许大分子成分，比如毒素、病原体、抗原等成分渗漏到人体内部。这是因为大分子成分对人体而言是异物，会被免疫系统识别，并且诱发炎症。

由杯状细胞分泌的黏液是屏障的第一层（物理防护层），其成分是高度糖基化的黏蛋白，核心是蛋白质，是一个胶样的膜覆盖在上皮表面。这些蛋白质中含量最高的是黏蛋白2（MUC2）。没有这个黏蛋白2，实验小鼠很容易发展为结肠炎。当然，上皮细胞也会分泌出其他6～7种黏蛋白，它们都覆盖在上皮细胞表面，起到保护作用。

黏液层含有两种成分：内侧的致密粘连层和外侧较厚的松散粘连层。内侧的细菌稀少，含有抗菌成分；外侧的细菌较多，细菌产物也丰富。黏液层的厚度可达800μm，小肠绒毛的厚度是500～1600μm。

上皮细胞的防御功能并不只是依赖这一点，还有三层屏障可以依赖：第一层是微生物屏障；第二层是化学屏障；第三层是免疫屏障。

微生物屏障由肠道共生细菌（或者称为好细菌）组成。它们对肠道坏细菌起着抑制作用，通过密密麻麻的排列为人体筑起一道生物防线，使得想要进入人体的致病菌必须付出很大的力气才能挤过层层细菌到达下一关口。

化学屏障主要由肠道分泌的各种消化酶、溶菌酶、糖萼和黏液等组成，它是不流动液体层，可以阻止细菌黏附。

完整的**免疫屏障**属于黏膜免疫系统，是由肠道上皮细胞、黏膜上皮内淋巴细胞（占正常肠上皮细胞的 5% ～ 15%）、固有层淋巴细胞、派尔集合淋巴结、分散型淋巴滤泡和肠系膜淋巴结等免疫组分构成。它们所分泌的分泌型免疫球蛋白 A（SIgA）会和其他成分，如溶菌酶、抗菌肽等一起分布于黏液里，对入侵的坏细菌进行灭杀。

入侵者必须越过这三道屏障后才能进入人体内部，而在被三道防线阻隔之后，能够进来的坏成分就所剩无几了。在最后时刻，新生的上皮细胞取代死亡的细胞，彻底修复了肠道上皮，防御长城也再次完整。

在这个薄层的上皮下面是固有层，它可以提供防御力，依赖的是固有免疫系统和获得性免疫系统，它可以分泌 IgA、细胞因子、趋化因子、蛋白裂解酶。这些成分由内分泌系统和肠神经系统所产生。

之所以用大量篇幅来介绍免疫系统和免疫功能，是因为它在肠漏发展中扮演着极其重要的角色。它的作用本来是防御，但是如果入侵的敌人太多，像河水一样奔流不息，那么也就会超过免疫防御大军的极限，而不堪重负的免疫系统也就无法承受，这时候坏细菌和毒素就会肆无忌惮地攻击肠道上皮了。

前面提过，肠道上皮其实有很多机制来防止入侵，但是它也是有极限的。超过极限，人体就没有办法了，只能任由坏细菌兴风作浪。无论人体设计得多么精巧，看起来多么坚固，总归是有弱点和不足的。一旦屏障被打破，人体就会得病。

第二节　肠道内的细微漏洞——肠漏

肠漏本身并不是一种疾病的名称，而是一种病理变化，但是它能够引发很多不同的疾病。至于究竟会诱发何种疾病，取决于抗原的种类和免疫系统的反应类型。

出现肠漏需要三个因素同时存在：① 发生肠漏，这个是必须具备的条件。② 有外源性的抗原刺激。③ 免疫系统发生紊乱，造成炎症和异常的免疫反应。

按照推断，很多疾病从根本上看应该是由肠漏导致的。它可以引起的疾病是如此之多以至于被认为像魔鬼那么可怕。

想象一下，来自肠道的大量坏成分通过原本应该很牢固的肠道上皮进入体内，刺激人体发生各种各样的炎症反应和免疫反应，从而诱发各类疾病。这种情况是完全符合推理的。

发生肠漏的途径有两条：细胞旁途径和跨细胞途径。跨细胞途径的通道位于上皮细胞顶端，它负责转运营养成分，包括糖、氨基酸、脂肪酸等。细胞旁途径是指两个相邻细胞之间的缝隙。大多数肠漏都是发生于细胞之间的缝隙。

如果将人体的肠道上皮想象成由一块块地砖铺成的路，每一块地砖代表一个细胞，那么发生漏水的地方肯定不是砖，而是砖与砖之间的缝隙。

在现实生活中，穿过肠道上皮进入内部的细胞间的漏过方式有三种，分别是渗漏、孔洞、无限制（参照图6-2理解），其中渗漏和孔洞方式受紧密连接方式的限制。无限制方式与细胞凋亡所导致的孔洞有关，这种情况下肠道的各种抗原可以直接面对上皮细胞深处的固有层。三种漏过方式对应的孔洞大小不同，其中渗漏最小，孔洞稍大一些，无限制的漏过通道最大。这些漏洞的大小也决定着进入体内抗原的大小。

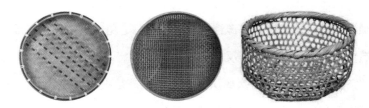

图6-2　孔洞大小不同的篮子

在人体内，针对每一类入侵的抗原，都有一套免疫路径来清除这些坏家伙。

设想你家的墙壁已经破损如同筛子，肯定会有不速之客进入。如果只是很小的漏洞，可能会有苍蝇、蚊子进去；如果漏洞进一步扩大，老鼠、蛇也可能进去；漏洞再大一点，就可能有小偷进去。想要消灭这些不同的入侵者，你所用的方法也就不同。你不能用消灭苍蝇和蚊子的方法来对付小偷，否则就根本无效。

这些"入侵者"就类似我们所说的不同抗原，有小分子抗原，也有大分子抗原。它们能够激发免疫系统反应的种类也不同。

那么，什么因素可以诱导肠漏呢？

目前已知的可以诱发肠漏的因素有很多，包括抗生素、乙醇、肠道菌群失调、细菌毒素、感染、毒性化学物质、放射性物质、老龄、压力、污染、不健康饮食、工业食品添加剂等。我们前面多次提到的麸质蛋白也可以诱发肠漏。

以感染为例，许多细菌，如大肠杆菌、梭菌属细菌、肠杆菌、弧菌、制造毒枝菌素的霉菌、沙门菌等可以通过多条途径改变肠道上皮细胞的功能。如果人体不慎摄入了含有某些霉菌的食物，也有可能诱发肠漏。

常见的部分毒枝菌素，如黄曲霉素、麦角生物碱、烟曲霉毒素等都可以诱发肠漏。这些致病源产生的毒素可以诱导细胞损伤，破坏细胞之间的蛋白连接，诱发细胞死亡，最终导致细胞渗漏的增加。

大麦、小麦和黑麦中的麸质蛋白有显著的免疫原性，即便是很小的剂量，如每天只吃 50mg，持续 3 个月，就可以表现出显著的免疫原性。而我们的日常饮食（比如爱吃面食的北方人）中所摄入的麸质蛋白可能就多达 20g，远远超过 50mg。麸质中的麦醇溶蛋白可以激发一种连蛋白（zonulin）的释放，而后者可以促使肠漏的发生。

此外，过度锻炼、妊娠、应用非固醇类抗炎药和表面活性剂（如胆酸、乳化剂等）也可以增加肠道的渗漏程度。有相当多的人工合成食品添加剂可以增加肠道的渗漏程度。

肠道菌群影响着肠道屏障，反过来肠道屏障的组分也会影响肠道菌群。

我们知道，人体的肠道细菌有革兰阳性菌，也有革兰阴性菌。其中50%～70%的细菌属于革兰阴性菌，这些细菌的细胞膜内侧有一种由脂肪和多糖构成的复杂化学物质，叫脂多糖（LPS）。它对人体是有害的，从其对人体的功能影响上又被称为内毒素。

所幸在正常情况下这些脂多糖是埋藏在细菌内部的，对人体并没有影响。但是一旦细菌死亡，它的胞膜破裂，位于内部的脂多糖就会释放出来，从而激发炎症反应。革兰阴性菌大量死亡（比如在应用抗生素或大量益生菌治疗时），其体内的脂多糖释放出来，就会导致人体出现赫氏反应。

这种反应只会发生在短期内有大量细菌死亡的情况下。如果体内有持续少量的细菌死亡，人体处于低烈度的炎症状态，胃肠道也会有轻度的炎症表现。

如果肠道上皮完整，这种炎症就只会局限于肠道内，因为脂多糖不会进入血液，更不会随血流出现在其他组织器官。但是如果出现肠漏，脂多糖就会穿过漏孔进入血液，在这种情况下，炎症就可能发生在任何血液流到的部位。

很多疾病的发生和内毒素的含量、肠道上皮完整性有关。在坏死性肠炎小鼠模型中，双歧杆菌可以增加肠道屏障的功能；大肠杆菌菌株 Nissile 1917 可以刺激细胞间的紧密连接蛋白合成。

另外，免疫系统的激活对黏膜屏障功能的改变也有很大贡献。目前已知炎症和溃疡性疾病都可以导致肠漏。炎症可以削弱屏障的完整性，影响屏障功能。过敏原、压力应激和物理损伤也可以改变肠道的屏障功能。

有的时候肠漏的发生是多个刺激和破坏因素长时间作用于肠道的结果，此时肠道屏障稳态很容易被破坏。当损耗大于修复时，就会引起肠漏。

当肠漏发生时，损伤的肠道上皮功能就消失了，它们所具有的分泌消化酶和激素的功能也会随之消失，因此整体的消化能力变弱。类固醇激素（比如强的松、可的松）会引起肠漏，化疗药物也会引起肠漏，这就是大多数化疗药物会导致癌症患者出现严重胃肠道症状的原因。此外，锌缺乏的患者也容易出现肠漏。

第三节　让肠漏现形——如何检测肠漏

按照目前出现各种慢性疾病的比例来看，肠漏的发生概率应该是很高的。那么究竟有没有方法可以检测肠漏的发生呢？

肠道的屏障功能可以通过一些方法来测试，如口服某些测试分子，某些时间之后测试血液中、尿液中这些分子在血液中的浓度，就可以判断是否有肠漏发生。

我们前面提过，肠漏的漏孔是大小不一的，所以用不同大小的化学分子可以检测出漏孔的大小。最常用于肠漏检测的方法是口服监测探针分子（比如多糖类），然后检测尿液中该分子的浓度。这些探针分子可以穿过肠道上皮进入血液，再被肾小球滤过进入尿液。所以收集尿液测定这些指标成分就可以得知肠漏情况。

目前，常用的检测探针有单糖类（如甘露糖、鼠李糖）、二糖类（乳果糖、三氯蔗糖）等。它们都在小肠和结肠吸收。尿液里能够检测到成分的时间反映了这些分子在哪段肠道被吸收。如果是 0 ～ 2 小时即能检测到，则反映的是小肠的渗透力；如果是 8 ～ 24 小时被检测到则反映的是大肠的渗透力。

三氯蔗糖不会被结肠细菌所代谢，同样的，PEG 400 也不会被结肠细菌所代谢。乳果糖的分子量为 342，相对较大，只能通过"渗漏（leak）"途径进入；甘露醇的分子量是 182，可以通过"孔洞（pore）"途径进入。

在健康肠道内，1 小时内吸收的单糖物质，鼠李糖仅有2%，乳果糖（二糖）则低至 0.07%。24 小时的尿排泄量仅有0.3% 左右。

当然，就算没有检测到肠漏的存在，也不代表它没有发生。这类的肠漏检测，不过是一种辅助手段，目前在临床上应用得很少。很多时候，单凭症状结合食物不耐受检测结果就可以判断出来。

第四节　肠漏与哪些疾病有关

目前已有的证据显示，大多数与肠道菌群失调有关的疾病，基本上都是通过肠漏这个途径实现的。

轻微肠漏导致的问题，包括食物不耐受、过敏、腹痛、腹胀、疲倦、食欲不振、失眠、胃灼热、营养不良、便秘、免疫力低下、易感冒等。

如果你对亚健康（图 6-3）有所耳闻，可能就会知道，这些症状似乎就是传说中的亚健康状态。也许，亚健康就是早期肠漏的症状。我们无可能是最早把肠漏和亚健康挂钩的人。

严重的肠漏症状包括自身免疫病、抑郁症、糖尿病、炎症性肠病、多发性硬化、泌尿系感染和其他情绪性疾病等。

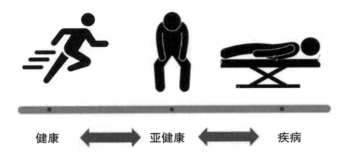

健康 ◄──► 亚健康 ◄──► 疾病

图 6-3　身体的三种状态

　　我们在本章开头时提到的那个女生就有许多这类问题，她还有月经不调和严重痛经的情况，这些也与此有关。我们会在本章结尾告诉大家为什么月经不调也与肠漏有关。

　　当然，我们目前所具备的知识还存在许多空白和未知。比如我们知道抗原通过肠漏进入人体内部，可以诱发免疫系统的炎症反应和抗原反应，很多自身免疫病基本都是通过这一途径发生的。这些不同的自身免疫病（如系统性红斑狼疮、多发性硬化、过敏性皮炎）之间的区别究竟是什么，是否就是不同种属的细菌诱发了不同的免疫反应，进而导致了不一样的疾病，还是有其他不同之处？

　　可以想象得到的是，位于肠道内的细菌会在任何出现漏洞的地方进入真正的人体内部，如果它又侥幸逃过了肠黏膜免疫系统的"追杀"，进入了血液，那么这些细菌就有可能来到人体的任何器官和组织。

实体肿瘤内的血液供应不好，如果患者同时患有肠漏，可能就会有更多的细菌出现在肿瘤里，并且借机生长。已有研究显示，即便是在正常人的血液里也有细菌出现。目前的科研手段可以检测到细菌的存在，如通过 16s rRNA 测序，可以确定其属于哪一种属的细菌。正常情况下，这些细菌不能在高氧的血液里繁殖，而且人体的白细胞也会不断地清除这些入侵到血液里的细菌。

有些疾病未必是肠漏导致的，但是发生肠漏以后可能会加重其发展。比如肝病患者，如果再吃一些具有肝损害作用的药物，或者饮酒，就会加剧肝脏的损伤。在这种情况下，必须先修补肠漏，及时止损，才能更易于治疗。

下面列举一些与肠漏有关的疾病：① 食物不耐受。② 肠易激综合征（IBS）。③ 小肠细菌过度增殖（SIBO）。④ 炎症性肠病（IBD）。⑤ 类风湿关节炎。⑥ 多发性硬化。⑦ 过敏性哮喘。⑧ 过敏性皮炎。⑨ 银屑病。⑩ 系统性红斑狼疮。⑪ 痛经。⑫ 多囊卵巢综合征。⑬ 抑郁症、焦虑症。⑭ 慢性疲劳综合征。⑮ 桥本甲状腺炎。⑯ 偏头痛。⑰ 帕金森病。⑱ 阿尔茨海默病（老年痴呆症）。⑲ 乳糜泻。⑳ 慢性肾病。㉑ 痤疮。㉒ 脂肪肝。㉓ 心血管疾病。㉔ 1 型糖尿病。㉕ 重症肌无力。㉖ 各类皮疹。㉗ 各种慢性炎症。㉘ 肝功能障碍。㉙ 营养不良。㉚动脉粥样硬化。

以上这些疾病都可能是肠漏导致的，这是非常可怕的。这个名单太长了，可能许多人都不相信。在 PubMed 上用"increased intestinal permeability"（小肠渗透性）及"leakygut"（肠漏）为主题词搜索，截至 2023 年年底，可以分别检索到约12000 篇和 1000 篇的相关科研文章，这也说明科学界对此已经非常关注了。

如果你有上述任何一种慢性疾病，就要考虑尽快调理了。

案 例

一位福建的女性患者，39 岁，是两个孩子的母亲。她在生第二胎时是剖宫产，从那之后就有月经淋沥不尽的问题，求医问药十余年，但是一直都没有解决问题。医生说是剖宫产导致的子宫憩室，没有什么治疗办法。每个月 28 ～ 30 天的月经周期，她有时甚至有 25 天都有月经。这个问题持续了很多年，大小医院、中医西医，她都看过。西医只能束手无策，中医最好也只能调到月经持续 15 天。在我们为她开始调理前，她每个月经期持续 16 天左右，前面 5 天为正常月经，后面十几天则是褐色的血一直滴滴答答地漏。

她还有肥胖的问题，身高 157cm，体重 62kg。其他问题包括胃食管反流、背部肌肉酸痛、慢性咽炎等。她的疲劳感很明显，每天都是有气无力，缺少深度睡眠，经常熬夜，面色晦暗，大便经常不成形。在日常饮食方面，她主食以大米为主，肉类和鱼、虾的摄入量比较多，青菜摄入相对较少，而且在睡觉前要吃一些水果。

对于这种健康问题，我们推测她应该是有明显的肠漏，由此引发了一系列症状。我们的治疗策略首先是帮助她寻找可能导致其炎症发生的食物。通过食物不耐受检测显示，她有猪肉、羊肉、牡蛎、大米、蜂蜜不耐受的问题。前三者都是高蛋白食物，容易引起无菌性炎症。相应的策略就是避免食用这些食物，做好食物轮换，至少要4天，具体食谱如下。

	早 餐	午 餐	晚 餐
星期一	藜麦红米黑芝麻粥；黄精炖山地鸡、香菇、水煮苦菊、水煮紫背天葵；猕猴桃、荔枝	粗粮粥（糙米、黑米、薏米、红豆、绿豆）；清蒸海鲫鱼；水煮春菜、水煮南瓜；橘子、香蕉、芒果	苹果、蓝莓、香蕉、西兰花、紫甘蓝、猕猴桃、牛油果油10mL、小麦胚芽油5mL、紫苏油5mL，加90℃水适量，榨汁
星期二	小米地瓜蛋花粥；西红柿牛腩煲；花菜炒鱿鱼；凉拌空心菜；芒果、甜枣、桃子	水煮虾姑、小龙鱼；煎豆腐、豌豆；玉米粒炒包菜；樱桃、青枣、橙子	煎豆腐；水煮上海青；凉拌紫背天葵、荷兰豆；草莓

	早 餐	午 餐	晚 餐
星期三	蒸紫薯、蒸玉米；黄精鸭肉汤；山楂、杨桃、蓝莓	牛肉炒蒜薹、黄椒；凉拌芦笋、洋葱、红萝卜；橘子、香蕉、青枣	苹果、红心火龙果、香蕉、西兰花、胡萝卜、紫甘蓝、猕猴桃、南瓜籽油 5mL、小麦胚芽油 5mL、紫苏油 5mL、橄榄油 5mL，加 90℃ 水适量，榨汁

在饮食上，我们建议她把大米换成粗粮、杂豆等，再慢慢过渡到更加丰富的饮食；同时建议她多吃鱼肉、鸡肉、鸭肉等白肉，少吃红肉。为了进一步减轻食物导致的炎症，我们建议她餐后多吃醋、消化酶，这样会使蛋白质变性，减轻抗原性，从而减轻因炎症导致的肠道损伤；同时用益生菌和菊粉来增加她肠道中好细菌的数量；还要多喝水，每天饮水量在 2000mL 左右，这样有利于好细菌的繁殖。此外，为了帮助她减重，我们建议她每天抽时间做一些简单的运动，能出汗就行。

在我们的鼓励下，她执行得很好。经过 6 个月调理，她的体重慢慢下降，已经从一开始的 62kg 下降至 52kg，下降了整整 10kg。与此同时，她的整体状态也在明显好转。经期已经从每个月 15 ~ 16 天降到每个月 8 天，这已经是她历史上最好的经期状况了，并且还在持续改善中。此外，她的月经量也少了很多，胃食管反流症状也消失了，大便也成形了，腿无力感明显改善，能一觉睡到天亮，背也不酸痛了，面色也没有那么晦暗了。

第五节 如何消除肠漏

肠漏的治疗和调理要遵循功能医学的"5R方案"，并且要按照顺序执行。所谓"5R方案"也就是消除（Remove）、代替（Replace）、重植（Reinoculate）、修复（Repair）、平衡（Rebalance）。

消除（Remove）：消除导致肠漏的一切因素，包括各种坏的饮食和生活习惯，以及面筋（麸质）、异种蛋白质、酒等易致敏食物；去除坏的肠道细菌。

代替（Replace）：让肠道处于修复状态；食用消化酶等产品来帮助人体消化；多摄入发酵食物，如泡菜、酸奶等。

重植（Reinoculate）：引入有益细菌，让它们在肠道内繁殖，同时用益生元等继续扩大有益细菌的数量。其中有益细菌包括双歧杆菌、乳酸杆菌等。

修复（Repair）：帮助人体肠道上皮细胞修复（前面提过，肠道上皮细胞每 5 ～ 7 天就会更新一次）。这里需要提供合理的营养素，包括维生素和抗氧化剂，如维生素 A、维生素 C、维生素 E、锌、鱼油、谷氨酰胺等。

平衡（Rebalance）：注意生活方式的转变，包括良好的睡眠、适度的锻炼、合理的饮食、避免焦虑等。

合理的饮食就是文中多次推荐的 RMB 饮食，其对于维持健康是非常有利的。但是对于严重肠道菌群失调的患者，我们会建议她用更加严格的饮食方式，此处就不再赘述了。

在肠道内，胆酸、胃酸和胰液等会将细菌等降解，共生菌可以通过产生抗菌物质来抑制病原体的定植，因此可以避免它们对肠道上皮的损害。因此，增加好细菌的数量对于修复肠漏很有帮助。

我们前面也提到，锌对肠漏的修复非常重要，所以修复肠漏时不能忘记锌。锌的每日推荐用量是 30mg。

我们在本章开头提到的那个女生，自从采纳了我们的饮食建议之后，就完全戒掉了米饭、面食，改用建议饮食，这也使她腹胀腹痛的情况再也没有发生。更神奇的是，她的痛经也消失了，原来深黑色的经血也变成了红色，月经变得正常了，身体状况也非常好。

最后总结一下调理方式：改变饮食习惯，养成良好的生活方式，用好细菌取代坏细菌，切忌动辄使用抗生素。

第七章　免疫力和炎症

上大学的时候，我在某省立医院实习，科室的一位老医生就有外科医生常见的"毛病"——总是感觉自己身上有细菌等脏东西，所以总是不停地像有强迫症一样地洗手、洗澡，衣服也永远是一天换洗一次。当然，他是非常干净利索的，不过却有着说不清的问题：一是过敏；二是便秘。

这种现象并不罕见。向我们咨询的患者中有很多人有类似的情况，而且女性居多。

他们往往什么都要弄得干干净净，抗菌消毒液是家中必备，洗手、洗澡也一定要用抗菌香皂。

但是他们也有共同的问题——身上有着多少年都解决不了的过敏、湿疹等问题。不知道什么时候就开始发作，痒起来浑身难受，服用一些抗过敏药，问题暂时解决了，但是下一次还会发生，似乎永远也无法解决。

其实湿疹、过敏性哮喘、食物不耐受等问题本质上都是免疫系统功能异常所致的，也就是免疫力有问题。

免疫力这个词大家都很熟悉，可是要说究竟什么是免疫力很多人就未必了解了。免疫，字面意思其实就是免于疫，也就是说免于患病。从这个词语就可以看出来它的作用。免疫力，通俗地讲，就是人体免疫系统的战斗力。

免疫系统的本质，就是识别"自我"和"非我"——自我的部分就保留，非我的部分就消灭。假如把每个人都看成一个国家，那么免疫力就相当于这个国家的武装力量总和，包括军队、警察、海关等。你自然知道军队和警察是做什么工作的。

那么有哪些疾病与免疫系统有关呢？

伤口化脓、预防接种、器官移植、自身免疫病、过敏……这些常见的现象都与免疫系统有关。其实癌症也跟免疫系统有关，正是因为免疫系统的能力下降，才使得癌细胞得以肆无忌惮地生长。最近几年医疗界特别强调免疫系统在癌症治疗中的作用。

现在临床常见的不孕症和复发性流产都与免疫系统出现问题有很大关系。

第一节　免疫力来自哪里

人体的免疫力主要来自血液中的白细胞。

中性粒细胞占白细胞总数的 60% ~ 70%，是外周血液循环系统和免疫系统中含量最丰富的白细胞。它来源于骨髓，也在骨髓中成熟。它生成得非常快，每分钟就能生成约 1000 万个，但是存活期短，仅有 2 ～ 3 天。这些成熟的免疫细胞平时就随着血液在人体各个组织器官巡逻，发现入侵者和内部叛乱分子随时灭杀。在你每天工作时、睡觉时、吃饭时，无时无刻不在为你站岗守卫。

如果说肝脏是人体的"海关"，那么位于肠道黏膜下层的淋巴系统就是人体的"边防部队"，而淋巴细胞就是人体内的"边防军人"。

这些"边防军人"可不是一出生就可以承担巡逻任务的，虽然他们注定要参军。它们出生在骨髓，然后在骨髓和胸腺里成熟。刚出生的"小军人"是什么都不能干的，它们需要学习、掌握技能。不合格的军人就会被毫不留情地淘汰，绝不手软：① 所有看到抗原刺激但是没有任何反应的淋巴细胞都会被淘汰。② 所有不能识别自我的淋巴细胞也会被全部淘汰（千万不能把自己人当成坏人给抓起来了）。

这样最终就只有 5% 的淋巴细胞可以存活下来，其他的95% 都会遭到淘汰，可见淘汰率极高！

那么肠道细菌与免疫系统是什么关系呢？

人体免疫细胞的 70% 驻扎在肠道周围，包括派尔集合淋巴结和肠系膜淋巴结，它们是"黏膜免疫系统"的组成部分（这部分内容将在第八章中详细叙述）。

很显然，肠道是人体与外界接触最频繁的地方，也就是"移民"最多的地方。移民有好的，也有坏的，可能有恐怖分子就夹杂在移民中伺机作乱。免疫系统在此地布下重兵，就是为了能及时把坏分子揪出来。好的移民细菌会给免疫系统发出正确的信号，更重要的是它会促进免疫系统成熟。

第二节　免疫系统是驻扎在体内的军队和警察

人体免疫系统的职责包括：① 防御外界生物（包括细菌、病毒）入侵。② 镇压内部叛乱的细胞，比如癌细胞。

它主要通过以下 4 种手段来实现防御和维稳的功能。

一是在与外界有接触的地方密集排列，通过物理手段阻止细小微生物入侵，比如皮肤、胃肠道的上皮细胞等。这属于先天性免疫所具备的功能。

二是所有脏器的免疫细胞（包括中性粒细胞和自然杀伤细胞）在人体内日夜不停地巡逻，以便随时杀死病原微生物。我们的所有脏器内，凡是有毛细血管的地方，都遍布着不同种类的免疫细胞。

三是通过 T 淋巴细胞、B 淋巴细胞来识别抗原以达到杀伤异物的作用。这是后天的特异性免疫反应，也叫适应性免疫反应。

四是通过抗体、淋巴因子等蛋白质和化学分子来杀伤病原微生物，也就是体液免疫。

这些功能是通过固有免疫系统（或者叫非特异性免疫系统）和获得性（特异性）免疫系统来实现的。固有免疫系统，又称先天性免疫系统，也就是我们身体里一出生就有的防御系统。特异性免疫系统，又称获得性免疫系统，是后天获得的非常特异性的免疫系统，也就是针对某种特别抗原而产生的抵抗力，比如接种疫苗利用的就是这项功能。

它们的功能是由成熟的免疫细胞来执行的。这一点跟人类一样，因为人类的少年儿童的任务都是在学校里学习，而不是执行任务。免疫细胞同样也需要学习。

成熟的免疫细胞（包括 B 淋巴细胞、T 淋巴细胞、自然杀伤细胞、巨噬细胞、中性粒细胞等）就如同一个从警校或军校毕业的警察和军人，可以执行巡逻任务了，它们随时可以执行缉拿外界入侵者的任务。

淋巴结也是人体防御系统中重要的一环，它们守在淋巴系统的各个交通要道上，查验经过淋巴通道的各个细胞和生物。人体有 400 ～ 450 个淋巴结，其分布情况如图 7-1 所示。

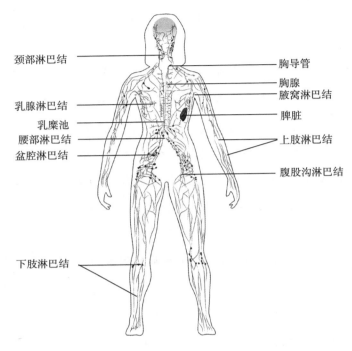

颈部淋巴结

乳腺淋巴结

乳糜池

腰部淋巴结

盆腔淋巴结

下肢淋巴结

胸导管

胸腺

腋窝淋巴结

脾脏

上肢淋巴结

腹股沟淋巴结

图 7-1　人体内淋巴结的分布示意图

第三节　免疫系统的稳定性

人体免疫系统最理想的状态，就是从出生到死亡都一直保持着强大的战斗力和稳定的战备状态，可以随时面对一切入侵的敌人，随时消灭所有叛乱分子。

可惜这仅存在于想象之中，实际上，人体的免疫系统远远达不到这种理想状态。就好比一个军人，他刚出生的时候是没有战斗力的，到了老年也没有多少战斗力，只在青年时期战斗力最强。

免疫系统亦是如此。人体的免疫力不是一成不变的，而是处在不断的变化之中。刚出生婴儿的免疫力很弱，幸而有从母体获得的部分抗体，能够帮助其对抗疾病，但是这种来自母体的协助也只能发挥 6 个月左右的作用，过了这段时间免疫力就降低到几乎无法提供帮助的地步了。再以后免疫力会慢慢增强，到青春期以后则达到高峰，其后就开始慢慢走下坡路，到中老年时期会急剧下降。因此在中老年时期更容易患病，这与免疫力不济有很大关系。

是什么原因导致这种变化曲线还不十分明晰。目前的研究结果显示其可能与营养、基因表达、内分泌、微量元素、精神、压力等因素有关，甚至是否经常接触外界抗原也会影响人体的免疫系统。新的研究发现，肠道菌群也与免疫系统密切相关。

免疫力所表现出来的就是免疫细胞能力的综合。如果免疫细胞缺乏营养，没有被正确训练过，就会表现为免疫力低下，或者免疫力异常。

对癌症患者来说，拥有一个强大的免疫系统是求之不得的事情，因为这可以帮助他们轻易地杀灭癌变细胞。所以增强免疫力是癌症患者特别需要强调的优先治疗目标。目前有一种新的癌症治疗方法，叫作肿瘤免疫，就是强化免疫细胞的杀伤作用。

当有强大的抗原刺激人体时，免疫系统就会调动大量的免疫"军队"发起攻击，这时候人体就表现为炎症。

第四节　什么是炎症

炎症不仅是人体排除异己的过程，还是组织修复的起始信号。所以说炎症是损伤、抗损伤、修复的统一过程。

多种体内和体外因素，只要它造成的损伤达到了一定程度，就会出现炎症。常见的诱发炎症的因素主要有 4 类，具体如下。

1.高温（烧伤、烫伤）、低温（冻伤）、机械创伤（比如刀伤、挤压伤等）、紫外线、放射线等属于物理因素。

2.强酸、强碱、强氧化剂及其他化学伤害等属于化学因素。

3.缺血、缺氧和变态反应等所导致的人体细胞坏死。

4.病毒、细菌、真菌、寄生虫、螺旋体、支原体等属于生物因素，也是所有导致炎症的因素中最常见的一类。此时免疫反应的目的就是直接杀伤入侵的微生物。

1 ～ 3 中的因素都会导致人体的正常细胞出现异常死亡，从不具有抗原性变成可以被人体免疫系统识别的具有抗原性的成分，所以会引发炎症。而 4 中的因素是与前三类不同的刺激因素。

需要提及的是，人体细胞的正常死亡通常不会伴随炎症发生。在正常情况下，人体内每天都会有大量细胞死亡，据估计数量可以达到数千亿个。这些细胞的死亡过程称为细胞凋亡（apoptosis）。它是有规范的合理死亡，在此过程中不涉及炎症过程。

其实我们大多数人应该关心的是因素 3 和因素 4 导致的炎症。临床上常见的由因素 3 导致的炎症包括自身免疫病、阿尔茨海默病、动脉粥样硬化、糖尿病、癌症等。这类炎症通常是慢性炎症。

因素 4 所导致的炎症可能是急性炎症或者慢性炎症。

免疫系统是炎症反应的实施主体，它的目的是通过一系列复杂的免疫反应来有效地杀伤入侵人体的致病微生物（包括细菌、病毒等）或者清除死亡的细胞。

一般来说，急性炎症会有红、肿、热、痛和功能障碍 5 种表现。慢性炎症比较明显的症状是疼痛和功能障碍，未必会有红、肿和热的表现。有些比较轻的炎症可能什么症状都没有，但是临床检查能够检测到一些指标不正常。

炎症的发生非常复杂，不同的炎症可能会有不同的表现。我们可以把免疫系统比喻为军队，**而炎症就是军队打过的仗，或者叫战争**。虽然所有的战争都类似，但是具体到每一场战争上可能都有不同。比如我们后面会提到的系统性红斑狼疮，这种疾病的症状在每一个患者身上的表现都不尽相同，这也说明了炎症的复杂性。世界上没有完全相同的战争，但是每场战争之间又有很多相似之处。

从炎症的发生来看，造成它红、肿、热、痛和功能障碍这些症状的原因是免疫细胞（如肥大细胞、嗜酸性粒细胞、嗜碱性粒细胞等）的攻击型"弹药"。这些"弹药"包括炎症介质（也叫炎症因子），如组胺、5-羟色胺、花生四烯酸及其代谢产物（前列腺素、白三烯、脂质素等）、神经肽、血小板激活因子，以及细胞因子（如 TNF-α、IL-β、IFN-γ、IL-5、IL-10）等，同时血液中的激肽系统、补体系统和凝血系统也都参与反应。整个炎症反应所涉及的各种因子、细胞等可能达到数百个，其过程极其复杂。

如果用现代军队来比喻，在战场上可能会涉及多兵种、多武器的协同作战，有通讯设备、指挥官、士兵、坦克、炮弹、导弹，可能还有铺路的舟桥部队、医务兵，等等。炎症反应与此类似。

整个炎症反应既要求人体做到对致炎因素产生限制和排除反应，又要求这个反应不能过度（也就是不能扩大化），并且还要求在战后能够尽快开启重建（也就是修复）。

这是一种极其精密而又精巧的反应机制，其中任何一个环节出现问题都可能导致炎症迁延难愈，甚至恶化。

整体上看，这是炎症的损伤因素和抗损伤因素之间角力的结果。当损伤因素超过抗损伤因素的时候，炎症会加重，并且向全身扩散。但是如果抗损伤因素占据优势，那么疾病就会逐渐减轻，直至康复。如果二者谁也无法占据优势，那么最终就形成迁延难愈的慢性炎症，其病程可能延续几十年。

患者的年龄越大，疾病就越倾向于发展为慢性炎症，这与免疫系统的功能逐渐降低有关。我们在临床中也经常会遇到一些身患多种疾病的老年人。如果是年轻时被病毒感染，常常可以在很短时间内康复，但是到年老时可能一个小小的病毒感染就会要了命。近几年在全球肆虐的新型冠状病毒造成的死亡患者中大多数是老年人，这也证明了免疫力不足会造成一定危害。

在炎症战争中，一部分细胞如巨噬细胞、CD_8^+T 细胞（杀伤性 T 细胞）、分泌抗体的 B 淋巴细胞等是直接对敌方发起攻击的士兵型细胞，它们是炎症的最前沿参与者。但是就像在真实的战场上需要军官指挥，在人体内，这些指挥细胞就是辅助性 T 细胞（如 CD_4^+T 细胞）。大家不要被它的名字蒙蔽了，其实可能称呼它们为指挥性 T 细胞更合适。

在正常情况下，Th1 和 Th2 的功能是平衡的，但是如果由于某些原因，其中一方比另外一方居于优势地位，都会导致疾病的发生，当然导致的疾病种类不同。Th1 缺乏更多地会导致类风湿关节炎、甲状腺炎等；而 Th2 缺乏则更多地会导致溃疡性结肠炎、系统性红斑狼疮、食物过敏等。

它们的抗炎作用主要通过分泌抗炎细胞因子，如 IL-10、

TGF-β、IL-35 等来实现。

第五节　免疫系统失衡会导致疾病

有许多疾病是与免疫系统有关的，免疫系统太强、太弱、反应慢、反应偏差等因素都可以引发疾病。这里简单介绍一下**过敏是怎么回事**。

很多人对外来物质有过敏反应。导致过敏的成分叫变应原，包括食物、药物、细菌、微生物等。比如坚果中富含的豌豆球蛋白、豆素等蛋白质，都可以成为变应原。

儿童过敏的发生率正在逐年升高，这也说明环境因素可能促成了过敏的发生。有文献报道，已经鉴定出屋内粉尘中有 355 种毒性化学物，包括多种环境内分泌干扰物、杀虫剂、重金属、杀菌剂等。这些成分都可能损害免疫系统或者造成异常的免疫反应。

过敏是免疫系统对外来抗原的过度反应。过敏性疾病在世界各国的城市和乡村的发病率都明显不同，但其在乡村的发病率普遍较低。

过敏是异常的免疫反应，是已经被抗原致敏的机体再次接触同一个抗原时所发生的超正常的免疫反应。过敏可以分为四种类型，分别是Ⅰ型（速发型）、Ⅱ型（细胞毒型）、Ⅲ型（免疫复合物型）和Ⅳ型（迟发型）。关于食物导致的过敏反应请参考第十章。

一、器官移植

前面说过，免疫系统的各个巡逻部队总是在各个组织器官内巡查。凡是属于自己人的组织，细胞总是在表面挂着一个"自家人"的身份牌。巡逻的免疫细胞看到这个身份牌之后就将其鉴定为自己人，也不再理会，而是继续前行，盘查其他的可疑目标。而一旦发现"非我目标"就会将其缉拿灭口。

移植的器官是一个外来物，免疫系统会发现这个新的器官里没有自己的识别信号（没有身份证），于是就会召集其他巡逻细胞，对其产生排斥反应。其本质是器官移植接受者的免疫系统对新的移植器官的细胞表面抗原，也叫人类白细胞抗原（HLA）发生的排斥反应。所以进行器官移植的患者总是需要服用免疫抑制剂。

但是长期服用免疫抑制剂的坏处就在于有些叛乱分子，比如癌细胞，不能及时被发现和消灭，因此容易让其有可乘之机。

二、自身免疫病

按理说，免疫系统对带有自家身份证的细胞是不会误报的。但是，如果免疫系统出了乱子，就会把自家细胞误认为外来入侵者而进行关押或者击毙，这就会导致健康问题，也就是自身免疫病。

比如类风湿关节炎、系统性红斑狼疮就属于自身免疫病。近年来，自身免疫病的发病率在逐年攀升。

需要强调的是，即便是同一个人的不同细胞，它们的细胞表面也会表达不同的蛋白质。假如其中一种蛋白质被误报为异物抗原，人体免疫系统就会试图消灭它，因而就产生了某种自身免疫病。

通常情况下，外来入侵者恰好带有一个与人体自身蛋白接近的抗原，这就会引起"城门失火，殃及池鱼"的情况发生，即本身的细胞被误认为是外来入侵者而被消灭。

三、免疫缺陷病

免疫缺陷病，顾名思义就是指因为免疫系统出现问题，战斗力降低而导致的疾病。

免疫缺陷病分为先天性免疫缺陷病和获得性免疫缺陷病两类。先天性免疫缺陷病是由先天的免疫系统发育不良所致的，如先天性免疫球蛋白 A 缺乏等。获得性免疫缺陷病的典型代表是艾滋病，其是由于 CD_4^+T 细胞被病毒侵害导致的。免疫缺陷病的症状包括容易感染、恶性肿瘤、过敏、自身免疫病等。

四、癌症

癌症和免疫系统的关系值得用大量篇幅来写，此处暂不赘述。需要强调的是，免疫系统如果不能有效地识别和杀灭癌细胞，那么癌细胞就会逐渐繁殖起来，直到把人体击垮。

第六节　如何改善免疫力

第一，免疫细胞是活的生命，它们是士兵和警察。士兵和警察都需要吃饱饭才能执行任务，免疫细胞也是如此。所以免疫细胞的营养供应非常重要，当然这种营养供应并不是说吃饱了就行，而是要营养均衡，需要提供丰富的营养素，包括微量元素和维生素。

在营养供应上，锌、硒、铜、多种抗氧化剂（如姜黄素、白藜芦醇、茶多酚、维生素 E 等）、维生素 D、Omega-3 脂肪酸（如含有 EPA 和 DHA 的鱼油）等都能增强免疫力。

Omega-3 脂肪酸（多不饱和脂肪酸）能够参与免疫反应。它们可以参与炎症抑制，通过改变细胞膜的构成，取代细胞膜上的 Omega-6 脂肪酸和胆固醇来抑制炎症。

Omega-6 脂肪酸是必需脂肪酸，它对脑功能和人体的正常生长发育是必需的。它也可以刺激皮肤和毛发生长，维护骨健康，调节代谢，维持生育功能。

但是有研究显示，Omega-6 脂肪酸的水平过高，可以增加 LPS，促进炎症发生。而 Omega-3 脂肪酸可以抑制炎症。健康的饮食应是摄入均衡的 Omega-6 脂肪酸和 Omega-3 脂肪酸。

第二，不能让免疫细胞过于疲劳。当体内有更多炎症反应的时候，比如肠道内有过多的坏细菌，就会激发严重的肠道炎症。这时候免疫细胞就可能过度疲劳，从而导致过劳死。为了避免这种情况，合理的饮食和生活习惯是非常重要的。

如果频繁地进食油炸食品、烧烤、甜食，或反复吃同一种高蛋白食物，或过多地吃含有添加剂的食物，都有可能让人体的免疫系统负荷过重。因为在这些情况下，免疫细胞不得不频繁地与外来抗原做斗争，从而加重战斗损耗，导致免疫力下降。

第三，适度地锻炼免疫系统对于增强免疫力也是有必要的。这就相当于让军人和警察加强日常训练。在这个过程中，来自胃肠道、皮肤及黏膜中的细菌可以起到重要作用。比如酸奶中的细菌所含有的胞外多糖等成分可以促进免疫系统发育成熟。当然需要强调的是，这里提到的细菌主要是指一些共生菌，而过多的致病性坏细菌反而是不好的。

第四，我们需要强调，肠道菌群的平衡对于维持免疫系统的抗病能力是很重要的。为了做到这点，就一定不能滥用抗生素，因为每次使用抗生素都是对免疫细胞的一次"屠杀"。还需要强调的就是，要多吃富含纤维素和益生元的食物。这类食物可以让肠道内的细菌更加多样化，增加共生菌的数量。肠道的黏膜免疫系统在共生菌群存在的压力下，会诱导永久活化的抗炎症反应系统，使得免疫系统始终处于一种激活状态。这就相当于使军队处于战备状态，随时可以迎接战斗。在人体内就体现为一种较强的战斗力。

人体 70% 的免疫细胞分布于肠道周围，说明此处是接触各种抗原机会较多的地方，这是自然进化的结果。大家可以想一下，如果我国 70% 的军队部署在某一个地区，说明什么？一定是意味着这里有最多的需要打击的敌人，或者是此处为较易入侵的途径。当肠道菌群平衡时，这些免疫细胞并不会疲劳。强大的免疫力离不开平衡的肠道菌群。

第五，想要拥有比较强大的免疫力需要做到：① 均衡饮食，多吃含有各种营养成分的食物。② 不吃垃圾食品。③ 让共生菌及有效的细菌成分来锻炼免疫系统。④ 实现菌群平衡。⑤ 不要过度洁癖。

很多患者采用这个理论调理身体，他们的免疫系统都有一定程度的增强。有些以前经常感冒的人，现在也反馈说很少感冒，这说明他们的免疫力普遍得到了改善。

人们都知道免疫系统很重要，但是它的重要性其实远超人们的预期。尤其是到了老年以后，各种慢性疾病的发病率急剧升高，其中一个主要的原因就是免疫功能减退，造成癌细胞等的生长无法抑制。如果免疫系统功能发挥良好，必将减少人体疾病的发生率，延长寿命，当然也有益于癌症的治疗。

细菌是大自然一个不可分割的组成部分，也是人体的一个重要组成部分。绝大多数细菌对人体不仅无害，反而有益。强行将细菌与人体分割开来，一是做不到；二是即使勉强做到，也会损害人体的健康。因为人和细菌是不离不弃的一家人。

人体皮肤上和肠道上都有大量的细菌，平时它们总是在挑战人体的免疫系统，免疫系统也因此得到了锻炼。如果将这些细菌全都杀灭，免疫系统就会出现问题，其中过敏反应就是常见的问题之一。

经常使用口服抗生素的人，肠道内的细菌会不正常，因此也容易出现过敏的问题。

关于这个现象，中国有一句民谚，叫作"不干不净，吃了没病"。

西方在 20 世纪 80 年代的时候提出过一个"卫生假说"，意思是过度讲究卫生会导致许多免疫系统疾病。其实这不过是中国民谚的科学版本。

第八章　在防御的最前线——黏膜免疫系统

上一章我们讲了什么是人体的免疫力，本章将要讲述的黏膜免疫系统（mucosal immune system）也是人体免疫力的一个极其重要的组成部分。可以这样说，黏膜免疫系统是人体直接面对外敌和防御外敌的边防部队，而我们通常所说的免疫系统则是镇压内部叛乱分子和坏人的军队和警察。两者共同构成了人体免疫力整体。

我们人体实际上是沉浸在微生物尤其是细菌的海洋中的。迎面吹过来的风里就含有大量的细菌，同时也有相当数量的病毒环伺在我们周围。每天都有很多细菌和病毒落在我们的皮肤上，也有很多微生物会通过饮食或者饮水进入我们的肠道内。

我们的胃肠道内，尤其是大肠内，更是有着巨量的肠道微生物，其中主要是细菌，也包括病毒、霉菌等。这些细菌，大多数是好细菌或者无害的细菌，但也有一些是坏细菌。

如何既能防止坏细菌作乱又可以给好细菌提供必要的生存环境呢？

这就是黏膜免疫系统的功能所在。

实际上，所有有黏膜的地方都存在黏膜免疫系统，包括皮肤、胃肠道、呼吸道、口腔、泌尿生殖道等。

皮肤是我们人体面对外界异种抗原的第一道防线。它的主要组成是肩并肩紧密贴在一起的上皮细胞。但是只有防线没有"边防部队"怎么能行呢？

人的上皮组织内并不仅仅是上皮细胞，在这些上皮细胞之间，还夹杂着一种叫作"黏膜上皮内淋巴细胞（IEL）"的免疫细胞，它们就是人体防线上的"边防部队"。

简而言之，黏膜免疫系统是除经典的细胞免疫与体液免疫之外，存在于机体内的另一套结构完整、调节完善的免疫系统。它能够对外界致病性抗原产生强大的免疫反应，同时对无致病性抗原保持免疫耐受。

它们共同为人体提供 360°无死角的防御，因为任何地方出现漏洞都有可能被外界坏分子利用而损害人体健康。

第一节 黏膜免疫系统是人体的"边防部队"

黏膜免疫系统的主要组成部分是一类叫"**黏膜相关淋巴组织**"的结构，这类组织在所有存在黏膜的地方都有分布，比如肠道、呼吸道、口腔、泌尿生殖道、皮肤等。肠道黏膜的表面积远远大于其他黏膜（约有 $400m^2$，相当于一个篮球场的大小），因而是黏膜免疫系统的主要组成部分。

肠黏膜相关淋巴组织（图8-1）主要包括**派尔集合淋巴结**和**肠系膜淋巴结**。

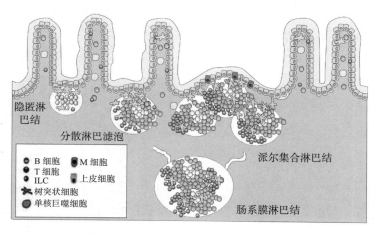

图8-1　肠黏膜相关淋巴组织结构示意图

黏膜相关淋巴组织中位于肠道部分的叫作肠道黏膜相关淋巴组织（GALT）；位于呼吸道鼻腔部分的叫作鼻黏膜相关淋巴组织（NALT）；位于呼吸道气管部分的叫作气管黏膜相关淋巴组织（BALT），依此类推。

在肠系膜下还存在着人体最大的淋巴结集群，它们也属于黏膜免疫系统的一部分。黏膜免疫系统包含人体内70%～80%的免疫细胞和50%以上的淋巴组织，所以它是人体内最大的免疫力量。将如此大规模的作战部队部署在一线，足见人体对黏膜免疫系统的重视。

我们前面提到了一种不同于其他淋巴细胞的黏膜上皮内淋巴细胞，它们穿插分布于上皮细胞间，个头较小。它们在人体各种各样的上皮细胞内都有分布。肠道的上皮内淋巴细胞占正常肠上皮细胞的 5% ～ 15%（图 8-2）。

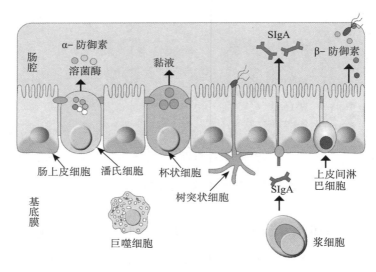

图 8-2　肠道上皮及其主要细胞结构示意图

以前人们一直认为 T 淋巴细胞都是来源于胸腺的，也就是在叫作胸腺的"军校"内训练成熟后才成为具备完全战斗力的"合格军人"（免疫细胞）。

但是 1986 年发表的一篇文章打破了这一观点，研究人员发现，位于肠道内的上皮内淋巴细胞只存在于肠道上皮，没有在其他地方被发现。**这些上皮内淋巴细胞可以在小肠的支持下**

成熟，而不必专门到胸腺这所"军校"内训练。人体的免疫细胞并不是兼职多项功能的，而是有专业化细胞，具备专业化功能，比如有专门的"侦察兵"细胞（抗原递呈细胞）、调节性细胞（Th1、Th2 等）和杀伤性 T 细胞。

40 多年前，人们首次发现肠道黏膜上皮组织中有一种特别的细胞，它不同于周围的普通上皮细胞，而是一种可以对抗原物质进行"胞吞转运"（图 8-3）的细胞，也叫 M 细胞。换句话说，它是可以把可疑分子押送到派出所的警察。这里的派出所实际上就是淋巴小结。

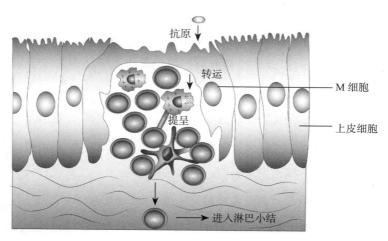

图 8-3　肠道上皮细胞捕捉抗原示意图

第二节　黏膜免疫系统是这样战斗的

临床研究显示，95%以上的感染发生在黏膜，或者说大部分的病原微生物是从黏膜侵入机体的。为预防黏膜途径感染的发生，人体演化出了一套非常复杂而严密的防御系统——黏膜免疫系统，它是机体抵抗病原入侵感染的第一道防线。

黏膜免疫系统依靠的是人体的防御长城（紧密排列的上皮细胞）和上面的"边防部队"（上皮内淋巴细胞、M细胞等免疫细胞）。肠道黏膜上皮细胞可以分泌大量黏液，在这些上皮细胞的表面形成一层黏液层，用于阻止微生物附着于上皮细胞。

目前已知消化道黏液有如下特点。

1.比较厚，可以更好地保护消化道上皮。

2.黏附在肠道上皮表面，可以保护细胞。

3.润滑食物，避免食物对消化道上皮的损伤。

4.通过黏蛋白表面的糖基来黏附微生物，减少其侵蚀上皮的可能性。

5.可以缓冲、中和胃酸中的氢离子。

6.通过黏液里的免疫因子、抗微生物因子来消灭细菌感染。

7. 黏液会不停地更新和移动，以此来驱离微生物。

8. 黏蛋白广泛的 O 链糖基化可以保护细胞免于蛋白酶的降解。

9. 结合型黏蛋白通过释放细胞外的诱饵糖基成分来阻止侵袭性细菌的入侵。

10. 部分黏液可以作为某些细菌的"保护伞"，比如幽门螺杆菌。

在呼吸道黏膜上同样会有大量的黏液分泌，虽然没有肠道那么多。

呼吸道和胃肠道都属于黏液免疫系统的一部分，二者在功能上相互沟通，这也是肺－肠轴的结构基础之一。所以黏液作为免疫系统的组成部分对人体的防御能力起到了相当大的作用。

黏膜免疫系统的主要防御目标是外界那些非己成分的生物或者组分（也就是异物抗原）。如果免疫系统对一切细菌都发生排斥反应，人体就无法存活了。我们每天吃到肚子里的食物，包括大量尚未消化完全的蛋白质都属于异物蛋白，也就是抗原。假如人体的免疫系统对它们也发生反应，那么人体的免疫系统就会因过度疲劳而瘫痪。

我们应该明白，人体和亿万个细菌相安无事地共存了几百万年，而我们吃的饭也不会轻易引发人体的过度反应，这就说明**免疫系统其实是有所为，有所不为的**。

如何分辨好和坏，非常关键。

简单地说，健康的肠道栖息着大量的共生菌，但是免疫系统并不把它们认为是异种抗原和坏分子，也就不会试图驱逐和消灭它们。同样，每顿饭后食物中的蛋白质都会进入小肠、大肠，但是一般情况下，功能正常的免疫系统不会对这些食物蛋白产生过度反应。

但是正常的肠道黏膜会呈现出许多慢性炎症反应的特点。在肠道的黏膜上皮中存在着数量众多的活化的 T 淋巴细胞，也就是我们前面提到的上皮内淋巴细胞。有意思的是，这些炎症反应表现的大量存在并非由细菌感染所致，而是局部黏膜表面受到无数持续不断的**非致病性抗原**刺激所导致的。这些非致病性抗原就来自前面提到的肠道菌群。

所以大家可以看到，这分明就是肠道菌群在训练人体的免疫系统！这就是二者的互动和互助。在这个方面，免疫系统是有所不为的，也就是不对正常的肠道细菌发生反应。用专业名词讲是免疫系统对肠道菌群产生了耐受。

此过程对稳定人体和肠道细菌之间的共生关系非常重要。肠道内的共生菌（好细菌）还可为肠黏膜细胞提供营养物质，维持肠道微环境的酸性条件，抑制坏细菌的定居和繁殖。这些都成为肠道屏障功能的重要组成部分。

总体上看，共生菌的存在有利于人体抵抗外来病原菌的侵袭和诱导机体对代谢食物的耐受。

面对坏细菌，免疫系统是必须有所作为的！

免疫系统究竟如何区分好细菌和坏细菌呢？好的细菌与致病菌不同，它不会表达黏蛋白酶及黏附、定居和侵入因子，因此不能分解肠道内保护性的黏液层。但是坏细菌会，那些大便内带有黏液的人，一定是有坏细菌把黏液破坏并且导致其流出了。

肠道的黏膜免疫系统在共生菌群存在的压力下，会诱导永久活化的抗炎症反应系统，这就使得免疫系统始终处于一种激活状态。这也就相当于军队的战备状态——随时准备作战了。

第三节　黏膜免疫异常也会引起疾病

黏膜免疫系统的功能如果崩溃了，外界的细菌、病毒及其他的病原体一定会大量地涌入，侵袭人体，导致感冒、细菌性炎症、支原体感染等疾病。

前面我们说过，健康的肠道栖息着大量的共生菌，但是免疫系统并不把它们认为是异种抗原和坏分子。这也就意味着，不健康的肠道菌群的共生菌少，免疫系统会不适当地发动免疫反应，引起炎症反应。

也就是说，如果肠道内有大量的坏细菌出现，黏膜免疫系统必定会出现针对坏细菌的强烈的炎症反应，进而引发很多与此相关的疾病，如肠易激综合征、艰难梭菌感染、乳糜泻、自身免疫病、炎症性肠病（如克罗恩氏病）。这些都与肠道的黏膜免疫系统失调有关。

功能正常的免疫系统不会对这些食物蛋白产生过度反应，同时也意味着，功能不正常的免疫系统会对食物蛋白产生不恰当的免疫反应。

平时经常可以见到一些人有"食物不耐受"的问题，主要是这些食物中的蛋白质会被细胞误认为是异种蛋白，从而被免疫系统识别和攻击。其释放的炎症因子可以导致人体不适。

如果发生在鼻腔黏膜，比如病毒入侵位于鼻腔黏膜的上皮细胞，这时候黏膜免疫系统发挥防御作用，造成鼻腔黏膜充血水肿，因此说话声音就变得异于平常。慢性鼻窦炎、反复呼吸道感染与黏膜上皮内的免疫细胞所形成的分泌型 IgA 过高密切相关。

小肠蠕动形成的黏液层流可以将共生菌冲离肠道表面，使其不能黏附上皮细胞，破坏上皮屏障。

另外，腹泻、膀胱癌、尿道感染、湿疹、呼吸道感染等疾病也与黏膜免疫系统失调有关。

案 例

患者，女，浙江人，26 岁开始长湿疹。患者起初并没有在意，对湿疹选择无视。同年她怀孕了，遗憾的是，胎儿的胎心迟迟没有出现因而只能选择流产。

患者小时候不喜欢吃面包，25 岁偶然发现面包挺好吃的，于是就每天吃面包，不久以后她的湿疹就出现了。她当时并没有意识到湿疹与面包之间的关系。一直到 26 岁怀孕失败以后，我们团队中的蔡医生告诉她湿疹是面包诱发的，其原因是面包中的麸质蛋白破坏了她肠道上皮的完整性，从而诱发肠道炎症和湿疹。患者接受了建议，停止食用含麸质的食物，此后发现湿疹神奇地消失了。

27 岁，患者再次怀孕，但是妊娠反应让患者的胃一直不舒服，唯有面条能勉强吃得下，所以偶尔会吃面条。但是让她惊讶的是，没过几天湿疹又出现了。患者在医生的劝诫下只能再次停止吃面食。虽然食物不耐受反应并没有发现她对麸质蛋白不耐受，但是麸质蛋白破坏肠道上皮的完整性并不是通过这种不耐受反应实现的。

患者开始重视研究食物的营养价值及其对身体的影响，后来就探索出其他替代品，如芋头、藕、山药等块茎类食物。这类食物不仅能满足她的营养需求，还不会引起湿疹。后来她还尝试了很多蔬菜和水果，以便增强免疫力和促进身体康复。

通过改变饮食结构和采取综合治疗措施，她的湿疹得到了显著改善，身体也恢复了健康。这个经历让患者深刻认识到饮食对健康的重要性，也让她更加重视合理饮食的必要性。

如何加强你的黏膜免疫系统？

其主要措施有两个：一是营养；二是饮食品种的选择。

首先，是让免疫细胞得到及时的营养补充。合适的食品可以增加好细菌，减少坏细菌，让炎症反应变得不那么强烈，回归到正常强度。

其次，摄入品种多样化的食品，少吃精米精面，少吃红肉，多吃蔬菜水果，多吃富含纤维素和抗性淀粉的食物，多吃粗粮。

蛋白质类食物推荐酸奶和白肉。苹果醋加上消化酶可以最大限度地减轻蛋白质诱导的免疫反应。尤其是有食物不耐受问题的食物一定不能吃，否则会在黏膜局部诱发严重的炎症，不利于肠道上皮的修复。

这些都是我们一直强调的。

最重要的是，在进食益生元丰富的食物后一定要多喝水，因为多喝水可以帮助好细菌繁殖。

黏膜免疫系统是人体抵御外敌的主要力量。它的神奇之处在于其能够有效地识别外敌，而不会对友军发起攻击。友军可以与人体相安无事地生活，并且促进人体的免疫系统成熟和功能完善。健康的肠道菌群也会让黏膜免疫系统功能更加强大而且不会偏靶。

需要注意的是，本章和上一章关于免疫系统的知识，更像是我们日常所理解的某个国家的军事部署，是静态的军事力量的对比。而大家更熟悉的"炎症"的概念，则更像是实际发生的战争。对我们人体影响更大的其实是炎症。

肠道
评估和调理

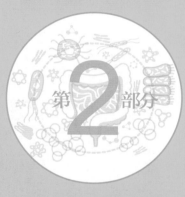

第2部分

在调理身体以前，必须要先对肠道状态和身体状态做一个基本的评估，同时收集被调理者的饮食情况（日常饮食可以对肠道菌群的组成产生很大的变动）等信息。这是调理前必须完成的工作。

一、评估和信息收集

1. 肠道健康指数、亚健康指数可以用来评估肠道和身体的基本情况。

2. 身体的基本状况，包括身高、体重、BMI 等指标，以及需要特别关注的症状。

3. 日常饮食详细信息，包括蔬菜、水果、淀粉类食物、蛋白质食物的摄入情况，以及日常的饮水量。

4. 可能的疾病史，包括是否曾使用过抗生素等药物，是否有食物不耐受的问题（获得准确的结果需要做食物不耐受检测）。

5. 治疗史，包括治疗用药（中药、西药）情况；调理史，包括调理所用的方法。

评估以后就可以进行有针对性的精准调理了。

二、调理

1. 饮食调整（采用 RMB 饮食，详见第十一章）。

2. 对蛋白质食物的调整（多进食醋、消化酶，促进蛋白质消化）。

3. 食用益生菌、益生元、酸奶等来改变肠道菌群。

4. 减轻肠道炎症，用谷氨酰胺和锌剂等来促进肠道上皮修复。

5. 减轻肠漏问题，调整饮食，增加益生元、抗氧化剂的摄入。

6. 改善免疫系统，包括改善肠道菌群、补充维生素 D_3 等综合措施。

7. 根据不同的要求采取其他相应的措施。

第九章　肠道健康指数和亚健康指数

我们一直呼吁大家重视肠道健康，其实很多人并不知道自己是否真的健康。

有一个网友说他的一个制片人朋友一直很健康，没有发现什么问题。在一个偶然的情况下到医院检查，发现自己竟然已经是结肠癌晚期了，错过了最佳治疗时机，没过多久就不幸离世，实在是让人痛惜。

如果能尽早发现一些蛛丝马迹，也许可以早点就医，或许就能挽救生命。

有鉴于此，我们设计了这个"肠道健康自测题"，可以帮助很多不知道肠道是否健康的朋友来自我检测一下，以便为将来可能的措施提供信息。

在肠道健康自测题中，我们把健康分为**肠道健康**和**全身健康**两个阶段。

一旦全身健康出现问题（比如有高血压、糖尿病、肥胖、精神性疾病、自身免疫病等），一定意味着肠道健康也有问题。但是反过来，肠道健康有问题，并不代表全身健康就有问题。

很多时候，全身仍然健康，没有任何症状，但是肠道问题却在逐渐积累和量变过程中。如果达到某种阈值，发生质变，疾病就出现了。

我们并不是说所有的全身健康问题都完全归因于肠道问题，但是很多问题的发生肠道不健康是负有很大责任的。还有些疾病在治疗过程中就会出现肠道健康问题，比如癌症在放疗、化疗期间，或者滥用抗生素都会导致肠道健康问题。

一般肠道健康出了问题，并不会在第一时间导致全身健康问题（除急性肠炎这样的感染以外），但是总是有迹可循的。短则几个月或一两年就会发病（比如儿童孤独症），长则十几年甚至几十年才导致疾病（比如大肠癌）。

下面我们将列出 10 道肠道健康自测题（表 9-1），每一个答案后面都列出对应的分数，大家可以自己测试一下，看看会得多少分。

第一节　怎么测肠道健康指数（GHI）

表 9-1　肠道健康自测表

1. 年龄	你的年龄是多大	< 30 岁	□（1 分）
		30 ～ 49 岁	□（2 分）
		50 ～ 69 岁	□（3 分）
		> 70 岁	□（4 分）

（续表）

		身材适中	☐（0分）
2. 身材	你有肥胖吗	身材偏瘦	☐（1分）
		身材偏胖	☐（2分）
		身材很胖	☐（3分）
3. 便秘	你有便秘吗	完全没有	☐（0分）
		有时候有	☐（1分）
		有轻度便秘	☐（2分）
		有重度便秘	☐（3分）
4. 腹泻	你有腹泻吗	完全没有	☐（0分）
		有轻度腹泻	☐（1分）
		重度腹泻（每天多次腹泻）	☐（3分）
5. 食物不耐受	你有食物不耐受吗（腹痛或不适）	完全没有	☐（0分）
		有轻微的不耐受	☐（1分）
		对很多食物有强烈不耐受	☐（3分）
6. 过敏	你有过敏吗（皮疹、皮肤瘙痒）	完全没有	☐（0分）
		有轻度过敏	☐（1分）
		有严重过敏	☐（3分）
7. 饮食类型	你偏嗜某些食物吗	蔬菜、水果、五谷杂粮	☐（0分）
		杂食（什么都吃，无偏好）	☐（1分）
		特别喜欢吃面食、米饭	☐（2分）
		特别喜欢吃肉类、油炸或加工食品	☐（4分）

（续表）

8. 屁	你放屁臭吗	完全不臭	☐（0分）
		有点臭	☐（1分）
		很臭	☐（3分）
9. 大便颜色	你平时的大便颜色	发黄	☐（0分）
		发黑	☐（1分）
		很黑	☐（3分）
10. 情绪	你有情绪问题吗	完全没有，情绪正常	☐（0分）
		经常情绪低落	☐（1分）
		情绪不正常，有抑郁、焦虑	☐（3分）
总分			

这10道健康自测题的最高分是32分，最低分是1分。这里的1分意味着世界上任何人都有胃肠道菌群失调的可能性，无论他是高官、富豪，抑或才智超群、美艳动人。任何生活在这个世界上的人都有一定的概率出现肠道菌群失调，无一例外。

第二节　如何评估肠道健康指数

根据前面自测题的得分，可以评判自身肠道的健康状况。

A：肠道基本健康，总分为1～3分。健康人基本都属于此类。

B：轻微肠道失调，总分＞4分，但是＜8分（并且任何

一题的评分不能 ≥ 3 分)。

C：**中度肠道失调，**总分 > 9 分，但是 < 12 分（除了第一题外，其余任何一题的评分在 3 分以上即属于该项)。

D：**肠道严重失调，**总分 > 13 分。

总体来看，得分越高，肠道健康问题越大；并且如果这种高分情况持续的时间越长，对身体的损害就越严重。

有肠道菌群失调的人，建议仔细阅读第十七章，因为这类人同时出现食物不耐受的概率很大。如果能够仔细记录自己的饮食情况，就可以发现哪些食物不适合，尤其是蛋白质含量丰富的食物，其诱导炎症发生的概率很大。

第三节　亚健康指数

我们可能会困惑，为什么人老了就会有很多疾病找上门。

其实疾病并不会在一夜之间找上你，在那之前，你的身体可能已经出现了很多警告信号，但是你并没有在意，也没有采取任何措施，随着警告信号越来越多，严重的疾病也就发生了。

在疾病发生之前的警告信号阶段，我们可以称其为"亚健康"阶段。也就是身体有了不佳信号，但是去医院查体却查不出来任何问题。

我们设计了一个简单的亚健康指数测试题（表 9-2）来帮助大家测定自己的身体是否健康。请注意，该亚健康指数的前

10 道题与肠道菌群指数测试题相同。

表 9-2　亚健康指数自测表

0. 你的生理性别是	男	□男性请回答前 23 道题
	女	□女性请回答全部 27 道题
1. 你年龄多大	< 30 岁	□（1 分）
	30 ～ 49 岁	□（2 分）
	50 ～ 69 岁	□（3 分）
	> 70 岁	□（4 分）
2. 你有肥胖吗	身材适中	□（0 分）
	身材偏瘦	□（1 分）
	身材偏胖	□（2 分）
	身材很胖	□（3 分）
3. 你有便秘吗	完全没有	□（0 分）
	有时候有	□（1 分）
	有轻度便秘	□（2 分）
	有重度便秘	□（3 分）
4. 你有腹泻吗	完全没有	□（0 分）
	有轻度腹泻	□（1 分）
	有时腹泻，有时便秘	□（2 分）
	重度腹泻（每天腹泻多次）	□（3 分）

（续表）

5. 你有食物不耐受吗（就是吃了某种食物后觉得肚子不舒服或者腹痛）	完全没有或者不清楚	□（0分）
	有轻微不耐受	□（1分）
	对很多食物有强烈不耐受	□（3分）
6. 你有过敏吗（皮疹、皮肤瘙痒、过敏性鼻炎等）	完全没有	□（0分）
	有轻度过敏	□（1分）
	有严重过敏	□（3分）
7. 你的日常饮食类型是什么？你有偏嗜某些食物吗	蔬菜、水果、五谷杂粮	□（0分）
	杂食（什么都吃，无偏嗜）	□（1分）
	特别喜欢吃面食、米饭	□（2分）
	特别喜欢吃肉类、油炸食品或者工业加工食品	□（3分）
8. 你是否经常吃面食？是否有健康问题	不吃或者很少吃面食	□（0分）
	经常吃面食，身体没有任何问题	□（0分）
	偶尔吃面食，身体有健康问题	□（1分）
	经常吃面食，身体有健康问题	□（2分）
9. 你平时的大便颜色是怎样的	发黄	□（0分）
	发黑	□（1分）
	很黑	□（3分）
10. 你有焦虑、抑郁、自闭或者躁郁等情绪问题吗（其中之一）	完全没有，情绪正常	□（0分）
	经常情绪低落	□（1分）
	情绪不正常，有抑郁、焦虑	□（3分）

（续表）

11. 你有精力不足、慢性疲劳问题吗（经常感觉很累，睡觉也不能完全缓解）	完全没有	□（0分）
	偶尔有	□（1分）
	经常有	□（3分）
12. 你有确诊的免疫性疾病吗	没有	□（0分）
	有	□（2分）
	不知道	□（0分）
13. 你有睡眠问题吗（入睡困难、早醒、浅眠等）	完全没有	□（0分）
	偶尔有	□（1分）
	经常有	□（3分）
14. 你放屁臭吗	完全不臭	□（0分）
	有点臭	□（1分）
	很臭	□（3分）
15. 你有脑子发木、注意力无法集中的问题吗	没有	□（0分）
	偶尔有	□（1分）
	经常有	□（3分）
16. 你有性欲减退的情况吗	没有	□（0分）
	不知道	□（0分）
	平时就不高	□（1分）
	有	□（2分）

（续表）

17. 你有口臭的问题吗（自己感知或其他人评论）	完全没有	□（0分）
	很轻	□（1分）
	很重	□（2分）
	不清楚	□（0分）
18. 你有皮肤晦暗、皮疹、结节、痤疮等问题吗	没有	□（0分）
	偶尔有或偶尔发生	□（1分）
	经常有或经常发生	□（3分）
19. 你有无法解释的身体症状，如胸闷气短、心悸、血压忽高忽低、肌肉酸痛、关节痛、腹部冷、腹痛、头痛、咳嗽、胸痛等（在医院做过各种检测，但是没有发现异常问题。其中任一项符合即视为有）	没有	□（0分）
	偶尔有	□（1分）
	经常有	□（3分）
20. 你有脱发的情况吗	没有	□（0分）
	轻微	□（1分）
	严重	□（2分）
21. 你有容易感冒等问题吗	没有，很健康，不容易感冒	□（0分）
	偶尔有感冒	□（1分）
	经常有，天气略微异常就会感冒	□（3分）

22. 你有不明原因的食欲不振、反酸和腹部不适感吗	没有、从来都不曾发生	□（0分）
	偶尔有	□（1分）
	经常有	□（3分）
23. 你有不明原因的腰痛、尿频、尿急，但是各项检查都没有显示异常的情况吗	没有过	□（0分）
	偶尔有	□（1分）
	经常有	□（3分）
24. 你的月经是否规律	规律	□（0分）
	不规律	□（2分）
25. 你的月经量是否正常	正常	□（0分）
	月经偏多、淋漓不尽	□（2分）
	月经偏少	□（2分）
26. 你有痛经吗	有痛经	□（2分）
	没有	□（0分）
27. 你的经血颜色是怎样的	鲜红	□（0分）
	暗红或者发黑	□（2分）
总分		

评分标准

男性总分65分。

无亚健康问题：7分以下。

轻度亚健康问题：8 ～ 20分。

中度亚健康问题：21 ～ 30 分。

重度亚健康问题：31 ～ 65 分。

女性总分 73 分。

无亚健康问题：7 分以下。

轻度亚健康问题：8 ～ 20 分。

中度亚健康问题：21 ～ 32 分。

重度亚健康问题：33 ～ 73 分。

第四节　如何改善肠道问题和亚健康状态

世界上没有哪种药可以包治百病，但是百病可能都来自同一个源头——肠道。我们也相信围绕肠道这个主渠道做文章就可以找出治疗百病的方法。

有人说，很多疾病根本就不能称之为疾病，应该叫"偏离平衡态"。我们深以为然，比如便秘和腹泻都是偏离肠道正常功能的平衡态而已，大便中的水多了就是腹泻，水少了就是便秘。

人体这台大机器是非常精密的，只要一个地方出现问题，整台机器的运转就不灵了。即使其他 99% 的零件都没有问题，只要 1% 的零件出毛病，那这台机器也会出现故障。

回到本章开头的例子，虽然没有见过这位患者，但是我猜测她应该在"肠道健康自测题"中第 2、6、8、9、10 几个问题上都有明显的异常，且得分应该不低。所以如果有类似问题的朋友应该要早点采取行动。

有的朋友说：我可能有一些指标符合但是症状很轻微，并不影响我的生活，不需要在意。

对此我们的观点是：可以把你的身体想象成一辆车，如果你的车已经开了 10 万或 20 万公里，但你从来都不保养，那么离出大事也就不远了，可能一个小小的问题就会要了你的命。你愿意每年花几千、几万元去保养你的车，却不愿意保养你自己。一旦你撒手人寰，纵然有亿万家产，又有何用？

假如有人看了我们的文章发现自己的评分比较高（越高越不好），赶紧去医院检查，早期发现健康问题。即使只有一个人能从中受益，那我们的文章就算没有白写，至少拯救了一个人。

如果你发现自己的肠道健康有问题，不妨花一点时间认真读一下这本书。只要早点动手，方法正确，逆转肠道菌群失调还是有很大成功概率的。

这套健康自测题仅做一般意义上的参考，不能作为诊断之用。其中的评分系统是依据我对肠道健康的理解来设置的，或许有不准确的地方，以后会进一步修正。

肠道健康自测题自设定之日起至今已有 8 年，亚健康指数自测表设定也有 4 年了。目前我们收集到的资料显示，已经有超过 1 万人做过这两项测试。总体而言，这两项指标还是有相当的借鉴意义的。

　　如果大家觉得自己有肠道问题，不妨自我测试一下，可以大概评估一下自己的肠道情况，然后根据情况按照本书的建议进行自我调理。

　　如果想要更准确的结果，可以检测一下肠道菌群的指标，建议采取 16S rRNA 测序法即可，其得到的信息应该足够了。

　　做完测试以后可以根据结果来进行饮食调整，上一章已经提供了很好的参考意见，大家可以选择。

　　具体的调理方案请大家认真阅读第十一章，其中包括调整饮食食谱、改善肠道菌群、吃饭时宜细嚼慢咽、多喝水、多吃醋、远离垃圾食品、不吃或者少吃烧烤类食物、多运动等。

第十章　食物的不耐受反应和过敏反应

我们从能够理解世界的第一天起就觉得似乎食物是自然存在的，从来不曾怀疑过食物为何会成为食物。其实除了母乳外，没有任何一种东西是天然可以作为其他生物的食物而存在的。不过，水果通常是在进化过程中果树为了诱惑动物帮助其传播种子而逐渐优化的产物。除此以外的所有食物，包括蔬菜、谷物、蛋、肉、奶、海产品等，基本上都是我们人类掠夺而来的。

我们人类为了生存，总是会把其他生物的一部分甚至是全部抢夺过来。比如我们把鸡的蛋拿来作为食物；我们宰杀猪、牛、羊，把它们的肉拿来作为食物；我们把水稻、小麦的种子拿来作为食物。

我们这么说不是为了做道德审判，这个并没有意义，而是在试图向大家说明，这些食物并非天然就是食物。实际上这些食物和我们人体的成分并不完全一致，而食物中的一些成分可能会对人体造成损害，如小麦的麸质蛋白、甲壳类动物的贝类毒素、部分植物的生物碱等。食物在带给人体营养成分的同时，也有可能影响人体的健康。这种不良影响是很多人意想不到的，也是我们本章讨论的重点。

第一节　你可能不知道自己有食物不耐受

食物对人体的不良影响可以分为三部分，即过敏反应、食物不耐受反应、毒性。

在此我们主要讨论前两项，至于毒性，往往是一些微生物污染、有毒矿物质掺入等，不是本节讨论的重点。

食物可以给人体提供的营养素包括蛋白质、碳水化合物、脂肪、维生素、微量元素。除此之外，还有一些生物活性成分和抗氧化剂，虽然这些在人体的营养方面帮助不大，但是对人体的健康非常有益。

实际上，生物体相当复杂，各种成分之间并不是泾渭分明的，比如有许多蛋白质就同时有碳水化合物成分，它们共同组成糖蛋白；或者可以连接脂肪，成为脂蛋白；即使是碳水化合物也会组成结构非常复杂的各类聚合物，如淀粉、糖原、纤维素、几丁质、果胶、糖胺聚糖等。有些碳水化合物，如淀粉和糖原，很容易被生物体利用而产生能量，但是纤维素、几丁质、果胶、糖胺聚糖这样的碳水化合物却完全不能被人体利用。

微量元素在动物体内很少是单独存在的，通常是与其他化合物结合在一起存在的。所以人体是否能够有效地利用这些微量元素取决于这些成分是否可以释放出来。

当我们对食物进行烹饪或加工时，其中的成分会发生变化，进而影响其在体内的消化、吸收和利用；同时也有可能产生有害成分，如经过高温蒸煮或者油炸的食物有时候就会产生一些有害成分。

当我们进食食物时，有一部分成分能够被人体有效利用。比如经过细嚼慢咽，大块食物会变得非常细小，其中蛋白质会被人体的蛋白酶降解成最小的结构单位——氨基酸，或者降解得稍微大一点，成为肽分子，它们都可以被人体利用。消化酶中的淀粉酶也可以把支链淀粉和直链淀粉降解成葡萄糖供人体利用。但是如果没有做到细嚼慢咽，就只能把外面的营养成分降解，里面的成分还没有来得及利用就被转移到了大肠。这时候这些成分就成为细菌的食物，从而产生许多坏的成分，进而损害人体健康。这就是提倡细嚼慢咽的原因。

有一份 100g 的食物，假如它的利用度在正常人是 70g，在消化力弱的人可能就只有 50g，甚至更低。这些未能被人体有效利用的成分，尤其是蛋白质，就有可能成为肠道内的抗原，激发人体内的免疫反应，产生免疫因子和抗体，从而影响人体健康。这些抗体包括几大类，如 IgE、IgG、IgA、IgM 等。前三种对人体健康发挥着比较显著的作用，这部分内容在后面的章节中会有讨论。

对人体而言，所有的食物都是外源性的，都有可能成为变应原。外来的食物在进入人体以前，需要经过人体免疫的系统的审查，坏的成分会被剔除掉，好的成分则会随着血液循环到达其他组织器官。剔除坏成分的过程就是免疫反应过程，除非把它们降解成小分子营养成分才不会引起过敏反应。

第二节　食物不耐受是怎么发生的

食物不耐受是指人体的消化系统对某些食物比较敏感，当进食该类食物时，人体会产生不愉快的感受，包括腹痛、腹泻和腹胀等。发达国家中有超过 20% 的人患有食物不耐受或者食物过敏。

导致食物不耐受发生的原因主要有两个方面：一是食物引起人体产生免疫反应；二是食物中的化学成分让人体不耐受。这些化学成分包括乳糖、果糖、多糖、组胺、水杨酸盐、亚硫酸盐、谷氨酸钠、甜味剂、着色剂和防腐剂（如苯甲酸盐、山梨酸）等。

以最常见的**乳糖不耐受**为例，这类患者的肠道黏膜上皮细胞刷状缘上所分泌的乳糖酶存在缺陷、功能下降或者分泌缺失的问题，因而导致乳糖不能被降解，直接被输送到大肠，从而成为大肠内细菌的食物。乳糖发酵会产生甲烷、二氧化碳、氢气等气体，导致腹胀、腹痛、腹泻等症状。

乳糖酶活性下降 50% 以内一般不会出现症状。实际上，大多数有乳糖酶问题的人通常可以耐受少量的乳糖。

乳糖不耐受通常是在进食奶类、奶制品以后发生的。如果把牛奶用酸奶发酵剂发酵后，牛奶里的乳糖会被细菌消耗掉，因而产生乳糖不耐受现象的比例就会大大降低。

除了乳糖不耐受，其他糖类发生不耐受通常是由于短时间内大量进食某种糖类引起的。我有一个朋友，从北方到南方玩，第一次看到那么多甘蔗，一兴奋就吃了很多，结果拉了好几天肚子。原因就是他短时间内吃了太多蔗糖，超过了身体的吸收极限，造成一部分蔗糖进入大肠内被发酵，从而引发了腹泻。

如果短期内吃太多的水果也会有类似问题，导致其发生的原理基本相似。

总体上，这类由食物中的化学成分诱发的非免疫性反应占了食物引起的明显症状反应的大多数。

除此之外，食物也可以诱发免疫反应，也就是免疫性食物不耐受。这类不耐受反应的发生比较频繁，我们通常所说的食物不耐受就是指这类不耐受。除了前一部分提到的 IgE 抗体诱导的过敏反应，还有相当多的其他抗体如 IgG 相关的慢性反应。

我们前面提到，胃肠道内分泌 IgG 的细胞占胃黏膜细胞的13%，仅次于分泌 IgA 的细胞。但是一般 IgA 都是直接分泌到肠腔内的，而 IgG 更多的是进入血液里。

外来抗原，包括食物蛋白质，肠道通常是可以耐受的。但是没有完全消化的食物蛋白质会以完整抗原的形式激发身体产生相应抗体，比如 IgG。通常消化力比较弱的人体内会经常存在较多的完整蛋白质，其抗原性比较高，更容易出现免疫反应。

这种反应一般都比较慢，可能会出现在进餐 24～72 小时后。

水溶性糖蛋白对热或者酸所致的变性有不同程度的抵抗力，因此在肠道内可以保持完整性。比如牛奶中的酪蛋白（casein），花生中的豌豆球蛋白（vicilin）、卵黏蛋白（ovomucin）等，都容易诱发免疫抗体的产生。

理论上，消化功能的最佳状态应该是将食物中的所有可利用成分都降解成最小的分子形式，如氨基酸、单糖、脂肪酸等。但是人体的消化道并不是万能的，有些食物成分，比如麸质蛋白或者一些糖蛋白，可能在体内不会被完全降解掉，此时它们就具有很强的抗原性。

通常发生以下几种情况时，就容易出现免疫反应相关的食物不耐受现象。

① 人体的消化力下降，包括胃酸酸度下降、消化酶分泌不足等，导致没有完全消化的食物成分，尤其是蛋白质分子具有显著的抗原性。

② 肠道上皮出现漏洞，也就是出现了像筛子一样的"肠漏"。这就相当于一个理应是完整的墙出现了很多漏洞，使得具

有抗原性的大分子蛋白质能够穿过肠道的漏洞进入真正的人体内部。

③ 食物的抗原性激发人体的免疫细胞产生抗体，抗原与抗体结合，再诱发其他免疫反应，如巨噬细胞吞噬、肥大细胞释放炎症因子等，随后导致人体产生不适感。

抗体的产生除了前面所说的两个条件，还有两个必要的条件：一是抗原需要持续的刺激；二是刺激强度足够大。比如一个有肠漏的患者，如果天天吃鸡蛋（这算是一个比较强的连续刺激），持续几周甚至几个月，就很有可能出现对鸡蛋不耐受。但是假如他只是偶尔吃一次，即使有肠漏，也不太可能出现不耐受反应。我们有一个患者第一次检测食物不耐受时发现对鸡蛋没有反应，她认为可以放心吃鸡蛋了，于是就放开了使劲吃，每天吃两个鸡蛋，结果不到两个月就有了身体不舒服的感觉。于是又做了一次食物不耐受检测，结果发现她对鸡蛋有了中度不耐受。所以她的这种吃法是不对的。

一旦出现胃肠道不耐受，就会产生诸如腹痛、腹胀、腹部不适感，或者拉肚子等症状。其主要原因是胃肠道上皮周围的肥大细胞和嗜碱性粒细胞在接受 IgG 抗体信号之后释放炎症介质导致的，在这两种细胞附近有肠神经元的神经末梢，可以感受炎症介质的存在。因此，一旦有炎症介质释放出来，身体就会感受到腹痛、腹胀等不适的感觉。

不同食物有不同的成分和蛋白质，它们可以诱发出不同水平的食物特异性 IgG。

即便是在正常人的血液里也存在较低含量的食物特异性 IgG。

我国南方和北方人群的食物特异性 IgG 在所检测的 14 种食物中也表现出了显著差异，每一种食物不是南方人群高就是北方人群高，可见南方人群和北方人群存在一定的食物特异性差异。

另外，研究结果也显示，女性的所有食物特异性 IgG 的浓度都比男性高，这个结果可能与性激素有关。研究显示，女性性激素有促炎作用，而男性的睾酮是组胺的强烈抑制剂，能够抑制肥大细胞脱颗粒。

日常生活中，人们常吃的食物，如奶制品、蛋、鱼、贝类、坚果、花生、豆类、麦类等都比较容易引起食物过敏。除了这 8 种变应原食物外，还有玉米、芝麻、肉、芹菜、豆、蜂蜜、水果，也都可以引发过敏反应。

贝类食物包括软体类动物（包括扇贝、牡蛎、蜗牛、鱿鱼、章鱼）和甲壳类动物（螃蟹、龙虾、对虾等）。它们的外形相似，但是蛋白质的含量不同。贝类食物引发的过敏反应通常在局部，症状轻重不一。贝类食物中的原肌球蛋白是主要的变应原。

目前已知的可以导致免疫性不耐受的食物有上千种。理论上，每种食物只要吃得够多、时间够长，都容易出现不耐受反应。当然，最容易出现食物不耐受反应的是蛋白质食物，包括肉类、蛋类、奶类、鱼、海鲜、坚果等。蔬菜和水果等也经常会产生食物不耐受反应，如苹果、葡萄、香蕉、芒果、石榴、牛油果、洋白菜、茄子等。

由化学成分，如乳糖，所诱发的食物不耐受反应通常是可以感受到的，而且是比较显著的。但是食物中的蛋白质作为抗原所诱发的免疫反应性不耐受则通常无法察觉到。这种情况如果逐渐累积，就很可能导致身体其他器官出现问题，这也就是慢性疾病或者亚健康问题出现的原因。

第三节　食物过敏和食物不耐受的区别

食物不耐受和食物过敏在症状上通常很难区分，它们都有胃肠道症状，如果是化学组分导致的食物不耐受还有皮肤和呼吸道的问题。严重食物过敏的皮肤症状和呼吸道症状会更严重，甚至危及生命。但是食物不耐受导致的相应症状则没有那么严重。

此外，它们最大的差别就是发作时间。食物的过敏反应发生快，一般在进食后几分钟到 2 小时内发生。而食物的不耐受反应是由 IgG 导致的，属于迟发性过敏反应，可能出现在进食数小时以后，甚至是 72 小时后才会出现症状。

因此，在这种情况下，详细地记录饮食信息，对查找导致不耐受的食物品种就很有帮助。

能够更好地鉴别两者的方法就是测定血清中的抗体水平，尤其是常见的蛋白质食物的抗体水平。如果血清中某种食物（比如花生）的 IgE 水平明显增高，那么属于食物过敏的可能性就非常大；如果血清中某种食物的 IgG 水平增高，而 IgE 没有变化，那就更可能是食物不耐受。

目前市场上有不少公司提供食物不耐受的检测服务，他们通常给出的结果是对几十种甚至上百种食物的血清 IgG 水平的检测结果。不同公司的判断标准不一样，但是一般都会分为阴性、中度、轻度和重度四种。典型的食物不耐受定量检测结果见表 10-1（不同检测机构使用的单位不同）。

表 10-1　食物不耐受定量检测

检测结果（U/mL）	判断标准	分级
＜ 50	阴性	–
50 ～ 100	轻度	+
100 ～ 200	中度	++
＞ 200	重度	+++

这个结果对食物不耐受患者的调理具有非常重要的指导意义，通常患者需要避免那些不耐受的食物。这部分后面会有详细论述。

第四节　发生了食物不耐受该怎么办

目前，对免疫性食物不耐受最好的治疗措施就是找到引起不耐受的食物，然后尽量避免食用这些食物。比如根据我们前面提到的食物不耐受检测结果进行有针对性的饮食调整。

根据我们对数百个已经做了食物不耐受检测的患者的观察，其中发生不耐受比例最高的食物是鸡蛋。我们的统计结果显示，有接近 70% 的人会有不同程度的鸡蛋不耐受，而且以中重度为主，可以说比例非常高。

奶、奶酪、肉（猪肉、牛肉、羊肉等）、坚果、鱼、虾、贝壳类海产品等蛋白质含量丰富的食物也非常容易产生食物不耐受抗体。正常人进食这些食物并不会出现问题，但是如果食物加工不正确，或者本身的饮食习惯不良（比如狼吞虎咽、咀嚼不仔细），或自身的消化酶分泌不足，或胃酸的酸度不够，那么食物中的蛋白质成分不能够充分变性、降解和吸收，就会成为抗原而刺激胃肠道内的免疫细胞分泌抗体。

麦类食物（主要包括大麦、小麦和黑麦，有的时候也包括燕麦）因为含有麸质蛋白，很容易刺激身体产生相应的抗体，导致免疫反应（具体内容参阅第六章）。

请大家记住，**食物中的蛋白质成分消化降解得越好，就越不容易出现食物不耐受及由此引发的慢性疾病。**

我们通常推荐的正确处理食物不耐受的方法有以下几种。

1.合理加工食物，尽量让蛋白质食物充分变性。

2.吃饭的时候细嚼慢咽，把食物变成细小颗粒，更容易消化。

3.多吃酸的食物，比如酸奶、苹果醋等，可以促进蛋白质变性。一般的醋因为含有麦类成分，因而对有麸质不耐受的人群不适合。

4.尽量不吃麦类食物，如包子、馒头、面条、比萨、油条、馓子、饼等，以避免麸质蛋白的刺激。

5.尽量做到有效的食物轮换。通常建议 4 ～ 5 天吃一轮，再好的食物也不建议天天吃。前面提到的那个第一次食物不耐受检查对鸡蛋没有不耐受问题，于是就每天吃两个鸡蛋，结果两个月后再做食物不耐受检测，发现对鸡蛋已经是中度不耐受的病例，如果她可以做好食物轮换，比如 3 ～ 4 天吃一次鸡蛋，应该就不会出现这种异常的反应。

6.修复肠道黏膜，减轻肠漏，这一点非常关键。如果没有肠漏发生，前面提到的食物都不会产生抗体或出现食物不耐受的问题。关于这一点，请大家参阅第六章。

7.调理肠道菌群。近些年的研究发现，肠道菌群失调后食物过敏的发生概率会增加，而平衡的肠道菌群可以减轻免疫反应。比如平衡的肠道菌群可以增加 IgA 的分泌，杀灭坏细菌，同时也能减少对变应原的吞噬，抗体自然就少了。

细胞因子 IL-22 是由基底膜淋巴细胞分泌的一个肠道上皮屏障的保护性细胞因子，其可以刺激杯状细胞分泌黏液。无菌小白鼠用细菌定植后可以刺激 IL-22 的基因表达。可见合理的肠道菌群的存在能更好地保护肠道上皮。

此外，食物还有交叉反应性。比如一个人对鸡蛋有不耐受反应，即使他从来没有吃过鸭蛋，也有可能在吃鸭蛋的时候出现不耐受反应。这是因为鸡蛋和鸭蛋具有类似的成分，人体的免疫系统会对同类食物发生反应。

不过，贝壳类食物的过敏反应和鱼类食物的过敏反应是完全不同的，所以不需要在对其中一个过敏时禁食另外一个。对一种特别的坚果有过敏反应并不意味着对所有坚果都过敏。只要做好食物轮换，就可以最大程度地减轻免疫反应和炎症。

越来越多的胃肠道疾病、炎症和一些亚健康问题都与食物的免疫反应有关。

炎症性肠病（IBD）和肠易激综合征（IBS）患者体内都有较高的食物特异性 IgG 抗体。IBD（包括溃疡性结肠炎和克罗恩病）患者有更高的食物特异性 IgG 抗体，如玉米、大米、小麦、西红柿、黄豆、蛋、奶等的特异性 IgG 抗体，并且在去除高 IgG 食物后可以显著改善症状。

我们在对多个有慢性疾病患者进行饮食调理和肠道菌群调理之后，他们的疾病都康复得非常快，具体内容可以参阅第十三章至第十六章。

第十一章　饮食调理的秘密

饮食有三个基本作用：① 提供人体需要的能量。② 提供人体需要的基本营养物质。③ 满足人的口味需求。

其实还需要补充一条，那就是为人体内的共生菌（好细菌）提供食物，让人体的肠道菌群更加平衡。

人活着就离不开食物，食物的吸收离不开消化系统，所以人的健康状况与其吃进去的食物及消化系统有着莫大的关系。

对人体来说，食物是后天的本源。人体对各种营养成分能够直接利用的是其基本的构件分子，如氨基酸、单糖、脂肪酸等。但是食物中的这些营养成分大多是以复杂的多聚体形式存在的，比如氨基酸的多聚体是蛋白质和肽；单糖的多聚体是多糖、淀粉、纤维素等；脂肪酸的存在形式主要是甘油三酯。

人体首先需要把这些多聚体变成单聚体，才能使其在胃肠道内被吸收利用。在消化道上皮上密布着各种只能运输小分子单聚体的转运蛋白（比如氨基酸转运蛋白、葡萄糖转运蛋白、各种离子转运蛋白，甚至水也需要转运蛋白），所以在正常情况下多聚体大分子是无法被运送到人体内部的。

以上过程的实现都要有一个前提，就是人体的消化道上皮必须是完整的。否则，如果肠道上皮出现漏孔，那么未经消化的大分子食物成分甚至细菌都会穿过结构不完整的肠道上皮，进而激发人体的免疫反应，诱发炎症，导致亚健康状态，甚至出现各种慢性疾病（详见第六章）。

消化系统的长度大约有 10m，它的内表面沟壑纵横，摊开的表面积有 $100 \sim 200m^2$。消化道每天要分泌 10L 左右的液体，这些液体为消化酶的消化活动提供了良好的环境，同时消化道蠕动也使得营养成分和食物原材料顺着消化道向末端迁移。

现代人似乎更多地把饮食看成一种享受，过于关注口感和味道，至于其对人体是否有益，反而不太关注。目前，各种垃圾食品大行其道，各个商家拼命将食物的口味做到极致，但是相伴而生的很多成分却是对人体有害的。

很多女孩子，爱吃各种甜食、油炸食品，她们的肠道功能往往不好，免疫功能也不好，所以很容易过敏，婚后流产的概率也会明显增加。

大多数人并没有意识到食物的重要性，仅仅将其视作果腹和满足口欲的一种手段。

我们应该回归饮食的本质，而不应该简单地强调口味。

消化系统就像一座大房子，除了食物和体液，里面还住着大量的微生物。

这些数量庞大的微生物究竟是好还是坏呢？这些微生物又

称为肠道菌群，它们被分为有益菌、中性菌、有害菌，其中中性菌会受肠道内环境及食物的影响而变成有益菌或有害菌。

肠道、食物、菌群组成一个巨大的"发酵罐"，三者之间相爱相杀，影响着人体的健康。

肠道里有这么多细菌，而让其中的有益菌占据优势并在肠道定植就是我们追求的目标。那么这些益生菌是怎么影响人体健康的呢？

在肠道里面，益生菌通过纤维素的发酵来增殖并分泌大量活性物质，如维生素、短链脂肪酸、儿茶酚胺、多巴胺、5-羟色胺、色氨酸、乙酰胆碱、去甲肾上腺素等。肠道菌群的这些产物可以与人体内分泌系统相互作用，间接改变皮质醇、短肽、瘦素等激素的反应。

肠道菌群的这些产物与约70%的慢性疾病相关，这些慢性疾病包括过敏反应、肥胖症、糖尿病、高脂血症、高尿酸血症、抑郁症、帕金森病、溃疡性结肠炎、肠易激综合征、类风湿关节炎等。

肠道益生菌对人体的健康如此重要，那么怎样让益生菌在我们的肠道内定植并增殖呢？首先，我们要增加益生菌的多样性和数量，可以通过口服菌株多的益生菌制剂补充，当然更靠谱的做法是摄入含有更多种类益生菌的粮食，即纤维素。其次，还要给予益生菌一个好的内环境。

纤维素是蔬菜、水果、蘑菇等食物中不能被人体吸收的物质。蘑菇不是植物也不是动物，而是真菌类食物，它除了含有大量纤维素外，还含有对人体有免疫调节作用的物质——真菌多糖。我们每天需要摄入 30 ～ 35g 纤维素。调查研究显示，中国人每天的纤维素摄入量为 5 ～ 10g，远远满足不了肠道内益生菌的需求。所以每天进食足量且多样的纤维素是很有必要的。

那如何为益生菌创造一个良好的肠道内环境呢？肠道的益生菌有了足量的纤维素是不是就能大量繁殖并定植了呢？并非如此，益生菌的繁殖、定植除了需要足量且多样的纤维素，还需要减少精米、精面类食物的摄入，也就是少吃精米饭、油条、糯米饭、面包、包子、馒头等。

我们推荐的健康饮食建议适用于一般的健康成年人。如果有疑问，大家可以看本章第二节的问答内容。

第一节　新颖的 RMB 饮食

RMB（Rebuilding Microbiota Balancing）饮食，又叫**重建肠道菌群平衡饮食**，是我们以健康和谐的肠道菌群为目标设计的一套饮食建议，具体内容如下。

1. 导致人体产生不耐受问题的食物不要吃。

2. 精米精面类食物，如米饭、馒头、包子、面条等，要逐渐减量，直至完全停止；不吃糖，不吃甜食。

3. 主食改用富含纤维素的五谷杂粮。

4. 建议多喝五谷杂粮粥（但是不建议磨成粉末服用）。

5. 小麦、大麦、黑麦等食物不适合麸质不耐受的人。

6. 减少红肉类食品，如猪肉、牛肉、羊肉的摄入。

7. 鼓励多吃白肉，如鱼肉和鸡肉等；可以适当吃蛋类，但是在调理初期不宜吃太多蛋白质食物（吃蛋白质食物的时候应该多喝醋，并且补充消化酶）。

8. 不吃烧烤或油炸的食物；尽量避免用大油炒菜；建议多吃清淡食物。

9. 多吃各类水果蔬菜，尤其是富含纤维素的蔬菜。不耐受的食物不要吃。

10. 马铃薯、山药、红薯熟煮后凉下来再吃，这样其中的抗性淀粉含量会比较高，对健康有益。

11. 每天可以适当进食坚果，比如核桃仁等。

12. 饮食尽量多样化，每天摄入的品种越多越好，并且要减少食物的加工程度，煮熟即可。

此外，每周保证至少 1～2 次运动，以能够出汗为宜，每次运动时间至少 1 小时。

记住，要多喝水！建议成年人每天的饮水量在 2500mL 以上（包括来自汤和粥的液体量），分次饮用。

当然，即便做到这些要求，也还要遵循健康饮食三原则，具体如下。

①好色：每天吃的蔬菜水果颜色，都要尽量做到赤、橙、黄、绿、青、蓝、紫，五颜六色。色彩越丰富，就越健康。

②喜新厌旧：建议饮食种类多种多样，轮换着吃。尽量每天吃不同种类的食物。

③兼收并蓄：蛋白质、脂肪、维生素、矿物质、微量元素、膳食纤维、碳水化合物等人体所需的营养元素，每天都要摄入。

各种颜色、各个品种、各种味道、各种营养元素都要摄入，不要单一饮食。

RMB 饮食一周食谱示例

星期一	
早 餐	酸奶＋优质油（20～30mL），苹果1个。
午 餐	黄瓜（生吃），罗非鱼（煎、煮），清炒小油菜，橙子1个，蓝莓1把，香蕉1根。无主食。
晚 餐	菠菜炒粉丝（少油），凉拌羽衣甘蓝、生菜，炒黄豆芽，樱桃少许，绿豆小米粥1小碗。
星期二	
早 餐	鸡蛋羹1小碗（＋优质油），香蕉1根。
午 餐	生菜沙拉，煮鸡翅2个，橙子1个，蓝莓1把，苹果1个。
晚 餐	凉拌香菜，豆腐干，炒洋白菜，西红柿鸡蛋汤，藜麦饭小半碗，樱桃少许，草莓数个，骨头汤1碗。

星期三	
早 餐	坚果 1 把，小黄瓜 1 根，豆浆 1 碗。
午 餐	西兰花 / 紫洋葱丁沙拉，黑木耳炒芹菜，豆腐丝炒绿豆芽，葡萄少许，桃子 1 个。
晚 餐	凉拌藕 / 花生米，海带炒肉丝，炒土豆丝，高粱薏米糙米粥 1 小碗，草莓数个，橘子 1 个。

星期四	
早 餐	甜玉米 1 个，酸奶 1 盒（＋优质油）。
午 餐	水煮西芹，炒素豆苗，西葫芦炒鸡蛋，猕猴桃 1 个，橘子 1 个。
晚 餐	醋溜白菜，烤三文鱼，丝瓜豆腐汤 1 碗，甜瓜数条，骨头汤 1 碗。

星期五	
早 餐	小米绿豆地瓜粥 1 小碗，少许水果。
午 餐	蒜蓉菠菜，韭菜炒鸡蛋，素炒豆苗，树莓 1 把，苹果 1 个。
晚 餐	水煮毛豆，炖豆腐 / 水煮鱼，凉拌黄瓜，番茄丝瓜木耳汤，蓝莓 1 把。

星期六	
早 餐	酸奶＋优质油（20～30mL），香蕉 1 根。
午 餐	水煮芦笋，蒜苗炒豆腐干，黑莓 1 把，百香果 1 个，火龙果 1 个，精力汤 1 碗。
晚 餐	香葱（或者香椿）拌豆腐，土豆烧牛肉（仅适合需要增重者），山药冬瓜汤。

星期日	
早 餐	八宝粥 1 小碗，黑莓 1 小把。
午 餐	凉拌空心菜/洋葱丁，蒜苗炒豆腐干，菠萝数片，橙子 1 个，精力汤 1 碗。
晚 餐	芹菜炒肉丝，白菜炖粉条，煎带鱼，荠菜玉米薏米粥（或其他五谷杂粮粥）。

注：① 骨头汤做法：骨头（选择含骨髓的骨头，最好是散养鸡或者草饲牛、羊的骨头）带关节，敲断，加入足量蔬菜（如西芹、胡萝卜、菌菇等）一起炖 6 ～ 24 小时。

② 精力汤做法：藜麦（少量，提前用水浸泡）、苹果、蓝莓、香蕉、西芹、西兰花、牛油果油（20mL）等，加水适量，榨汁。

③ 对于有明显肠道炎症，或有身体其他部位炎症，或有蛋白质过敏或不耐受者，可以短期内从食物类别中剔除蛋白质，改以小分子肽、酸奶等代替，待炎症或过敏症状改善后，再逐渐恢复蛋白质饮食。

　　如果自身有慢性疾病，或者有亚健康症状，或者有过敏、便秘或者腹泻等问题，建议每天详细记录自己的三餐饮食信息，同时还要记录自己的症状，这样更有利于筛查可能导致问题出现的食物，以便后面及时调整饮食结构。

　　很多朋友在看到"RMB 饮食"的具体要求时第一反应往往是：

　　"这么难，我不可能坚持下来！"

　　"如此饮食，岂不是丧失了生活的乐趣！"

　　"不能吃米面，那我主食吃什么？"

对于此类问题，我们将在第二节做出回答，请大家仔细阅读。

第二节　RMB 饮食的原则及注意事项

问：RMB 饮食的目标是什么？

答：该饮食的目标是通过提供足够的营养和细菌的粮食，来重建身体的肠道菌群，尽量减少肠道内的坏细菌数量，增加好细菌数量。

问：RMB 饮食适用于哪些人群？

答：RMB 饮食的主要适用对象包括：① 健康人的健康调理。② 肠道菌群失调时的初期调理。③ 调理结束后的维持阶段。④ 减肥人群的调理。⑤ 便秘人群的调理。⑥ 糖尿病患者的健康管理。⑦ 不孕症和复发性流产患者的阶段性调理。⑧ 皮肤过敏和食物不耐受患者的调理。⑨ 高血压患者的健康管理。⑩ 肠炎患者的阶段性调理。

问：RMB 饮食不适用于哪些人或者阶段？

答：RMB 饮食不太适用于下面一些情况的调理，因此需要特别的设计，并配合部分营养保健产品的辅助才能完成，同时需要在有经验的医生指导下完成：① 身体瘦弱的人。② 有严重肠漏的人。③ 有严重腹泻的患者。④ 免疫力低下的人。⑤ 服用 RMB 饮食后有严重不适感的人。

问：RMB 饮食不赞同吃太多米饭、面食，这是为什么？

答：基于临床观察和理论推导，米饭、面食都是精米精面类的碳水化合物，含有太多的支链淀粉，在肠道内很容易分解为葡萄糖吸收入血，导致血糖急剧升高（对糖尿病患者尤其不适合）。另外，未完全消化的淀粉会进入大肠，成为部分坏细菌（如大肠杆菌）的食物，使其数量急剧增加，对人体的健康不利，所以要尽量避免。

事实证明，有些人只要一吃米、面，肠道就会出问题。

再次强调一下，在调理身体的初期，建议完全断食米饭、面食一段时间，待身体逐渐恢复正常，可以再少量摄入碳水化合物。

问：不吃米面，我的主食吃什么？这也不能吃，那也不能吃，感觉自己没有什么能吃的了。

答：其实大家往往对主食有一些误解，认为主食是三餐必备的，好像不吃主食就等于没有吃饭。

在 RMB 饮食中，主食的概念已经被大大淡化了。在我们看来，饮食只要能够满足人体的营养需要就可以了，并不需要分主次，因此主食也不是必须要有的。

在我们的某些调理阶段，根本就不需要摄入任何主食，而是以蔬菜、水果为主，这个过程类似于轻断食。在这个阶段之后才开始恢复其他食物的摄入，并且也是富含纤维素和抗性淀粉的食物，是对人体肠道菌群有利的食物。

问：饮食控制得这么严格，做不到怎么办？

答：很多人在一开始的时候有畏难情绪，认为要求得太严格，自己做不到。但是这些其实是在为自己找借口。我们接触过许多真正想解决问题的人，他们都毫不犹豫就接受了，并且实践发现并没有想象中那么困难。

这里涉及一个悬而未决的情况——食欲和嗜好。很多人特别喜欢吃某一种食物，其实是因为这种食物吃得太多，从而滋养了许多以这种食物为食的细菌。这些细菌经常给人体发送信号：快给我吃我喜欢的那种食物（这方面还缺乏直接的研究证据，但是在实际观察中已经发现了）。于是人体就赶紧去寻找那些食物来喂养细菌了。

一旦采取 RMB 饮食，长期不进食那些特别的食物，以此为生的细菌被饿死了，离开了人体，就不会再有信号发出，人体也就不再想念那些特别的食物了。

我们在给患者调理的时候发现，有许多特别喜欢吃肉的人，或者特别喜欢吃辣的人，在调理数天以后会很惊讶地发现自己对那类食物的偏嗜明显改变了，即使不吃也不会想，因此可以更好地坚持下去。

吃 RMB 饮食看似很难，其实并不难。你只要想着：我的每一顿饭都是在为我自己的健康而吃，就足够了。有意思的是，调理之后很多人再看别人吃油炸等貌似很好吃的食物时，也不会感觉很馋，而是感觉他们的胃肠很可怜，正在被垃圾食品虐待。

"千里之行，始于足下"，都没有开始，怎么就说做不到呢？与其战胜敌人一万次，不如战胜自己一次。

问：减肥的人是否适合吃 RMB 饮食？

答：减肥的人完全可以吃 RMB 饮食。

实际上，所有严格执行 RMB 饮食方案的人都可以有效减肥。根据使用者原来的体重和执行度的不同，减肥的成果从几千克到几十千克的都有（在第一部分列有实际案例）。

如果是吃五谷杂粮比较多的人，减肥的效果会差一些。严格控制饮食，不吃或者少吃五谷杂粮，减肥效果会更好。

问：想增肥的瘦人是否可以吃 RMB 饮食？

答：先说说如何定义瘦人。

这里有一个简单的指标，BMI 小于 18.5kg/m^2 的人都可以定义为瘦人。比如一个身高 170cm 的人，体重 50kg，那么就用

50kg 除以 1.7m，结果是 29.41。然后用这个数再除以 1.7，得到 17.3，这个数字就是 BMI 指数，它的单位是 kg/m^2。

在这个例子中，17.3 小于 18.5，因此这个身高 170cm、体重 50kg 的人就是一个瘦人。这样的人，他的肠道吸收功能不好，可能吃得也不少，但是真正能够转化为人体成分的部分并不多。

有的人消瘦可能是由于体内的消化酶分泌不足，因而对营养成分的利用不足。有的人可能消化功能还可以，但是有肠漏，因此一吸收就会导致饮食不耐受，进而不敢吃东西导致消瘦。还有的人可能有肠道菌群失调，肚子里的坏细菌太多了，导致食欲不振，对什么食物都提不起兴趣，营养成分摄入不足，因而消瘦。

所以需要先区分是哪种原因导致的消瘦，再根据具体情况进行饮食方案设计。在没有调理好之前，吃 RMB 饮食可能使人更瘦，因此需要先解决问题才能安全使用。不建议一开始就用 RMB 饮食。

问：我有便秘，应该怎么吃？

答：便秘的原因可能有几种：① 喝水太少。② 肠道蠕动太慢。③ 没有养成定时排便的习惯。④ 饮食不健康。⑤ 疾病。⑥ 压力大（比如出差、旅行等）。

RMB 饮食对由肠道蠕动过慢和饮食不健康导致的便秘有帮

助。因为 RMB 饮食在合理应用时会增加好细菌的数量，并且减少细菌内毒素的含量，相应的神经递质的数量也会增加。因此，肠道蠕动也会加快，这方面已经经过了广泛的试验验证。对于便秘，RMB 饮食非常强调多吃蔬菜和五谷杂粮，因为纤维素和抗性淀粉含量越高的食物对于调理便秘的效果越好。

问：我有肠炎（或腹泻），应该怎么吃？

答：肠炎和腹泻患者通常是因为肠道内有过多的坏细菌所致的。腹泻和肠炎越严重，说明坏细菌越多。因此，这类患者需要按照一定的顺序来调理：一是引入好细菌，也就是益生菌，增加人体好细菌的数量；二是进行饮食调理，注意使用易消化、营养丰富的食物。

这类患者很容易有肠漏，因此要注意用消化酶、鱼油等来修补肠漏。如果只是有轻度的肠炎和腹泻，那么可以直接用 RMB 饮食。注意，不吃精米精面类食物尤其重要。

问：RMB 饮食提倡吃粗粮，可是我吃了粗粮不好消化怎么办？

答：粗粮含有较多的纤维素和不溶性膳食纤维，它们对人体本身并不能提供营养，但是它们可以进入大肠，帮助增加好细菌的数量。

对于不容易消化粗粮的人，可以尽量把粗粮做成细小的颗粒，比如打成粉，这样可以降低其对人体的影响。如果是肥胖或者血糖较高的人，不建议打成粉吃，可以做成粥，而且不建议多吃。

有些食物，如小米、藜麦等比较容易消化，可以多吃。

问：我吃精米精面类的食物比较多，应该一下子全部都完全断掉还是慢慢地断？

答：人们对于日常饮食都有一定的惯性，因此一下子完全戒掉是不可能的，也不建议这样做。最好的做法是慢慢减量，同时逐渐增加 RMB 饮食建议的食物。这样在调理过程中好细菌和坏细菌的比例会逐渐发生改变，人体也会逐渐适应新的饮食习惯。

所以，我们的建议是逐渐过渡到 RMB 饮食。

问：采用 RMB 饮食时可以吃甜食吗？

答：有胃肠道问题的患者是严禁吃甜食的。因为甜食虽然口感好，让人在吃的时候心情愉悦，但是它同样也是坏细菌的粮食，会让坏细菌急剧增加。长此以往，就会影响身体健康，所以不能吃甜食。

问：水果不是甜的吗？我不可以吃甜食，但是为什么可以吃水果？

答：除了果糖，蔗糖、葡萄糖等也有甜味。水果中最甜的糖是果糖，它的 GI（血糖生成指数）只有 23，而作为标准的葡萄糖的 GI 是 100。

水果中的"糖"主要有四大类：葡萄糖、果糖、蔗糖和淀粉。

每种水果中这四种糖的比例不同，更重要的是，这四种糖的甜度不同。果糖最甜（是蔗糖的 1.7 倍）；其次是蔗糖；然后是葡萄糖（是蔗糖的 0.7 倍）；最后是淀粉（完全没甜味）。

水果中还含有纤维素等不能被人体消化的成分。这些成分对人体的健康，尤其是肠道健康非常有利，因为它们是肠道细菌的粮食。另外，纤维素的存在，不会让糖过快被吸收。所以，总体而言，水果对人体是有利的。除非对水果不耐受，否则对大多数人来说，吃水果都是可以的。如果有水果不耐受的问题，还是应该避免吃水果的。

需要强调的是，水果不能榨汁喝，那样是对人体健康非常不利的。

问：坚持 RMB 饮食比较好的人会有什么表现？

答：坚持 RMB 饮食的人，最常见的变化是体重减轻。执行不严格的，可能减重 2～3kg；执行好的最多可以减重

15 ～ 20kg。

此外，他们的皮肤会变好，变得白皙有光泽、光滑，而且皮肤病也会相应减轻。

睡眠明显变好。

免疫力会明显增强，不容易得病。

肠道健康情况也会明显好转，腹泻和便秘都会得到大大改善。

另外，有情绪问题或患有抑郁症的人，经过 RMB 饮食的调理，病情也都会有较大的改善。

问：RMB 饮食为什么不建议吃红肉但是可以吃白肉？

答：从营养学的角度来看，红肉和白肉都可以提供人体需要的蛋白质。但是如果站在肠道菌群的角度，白肉比红肉更健康。

目前已知红肉可以明显增加坏细菌的数量，而过度摄入红肉还会增加 TMA/TMAO（三甲胺 / 氧化三甲胺）在血管内的沉积，增加高血压和心血管疾病的发病风险。

因此，关心肠道菌群健康的 RMB 饮食不建议吃红肉。

但是也有例外，如果调理者比较瘦，同时还有贫血，还是可以吃红肉的，因为红肉里含有丰富的铁。

不过吃肉的时候一定要细嚼慢咽，并且要多吃醋。

问：吃 RMB 饮食期间是否可以进行轻断食？

答：当然可以。

轻断食就是指进食量尽量少，以不感到饥饿为度，并且主要吃蔬菜水果，多喝水，不吃淀粉类食物，不吃蛋白质食物，不吃油腻食物。轻断食的持续时间一般是 1 ~ 3 天，最长可以达到 7 天。

它的好处就是让人体消耗原有的过多的储备能量，如脂肪，通过燃烧脂肪来达到减肥的效果。另外，从肠道菌群的角度看，很多坏细菌以淀粉和肉类为食，没有了这些食物，坏细菌就会死亡，而蔬菜水果会增加好细菌的数量，因此总体效果是对人体有益的。

现在已经有很多人实践过轻断食，效果很不错。

目前最大的问题在于，没有可以抑制食欲的产品，而饥饿感还是会促使人进食，因此还做不到完全断食，效果还不够好。

一般建议可以每 1 ~ 2 个月进行一次轻断食。

问：有肠漏的患者应该怎么吃 RMB 饮食？

答：有肠漏的人在吃任何食物的时候都应该慎重和小心，尤其是进食蛋白质的时候。因为蛋白质的分子量很大，抗原性很强，很容易诱发免疫反应。

肠漏患者经常有消化力不足的问题，而蛋白质的分子量更大，诱发的免疫反应更强。

这类患者应该禁食蛋白质食物、面食（如原料为小麦、大麦、黑麦的食物），而以蔬菜水果为主（任何可能诱发身体不适的食物都必须停止）。块茎类的食物也可以考虑作为其能量来源；同时用鱼油、锌等协助修补肠漏。

有肠漏的患者在修复好肠漏以后再吃 RMB 饮食会更合适。

问：RMB 饮食有没有一份定量的饮食建议？

答：RMB 饮食是一份饮食建议，并不是具体的食谱。它只是告诉使用者哪类食物可以吃，哪种不可以吃，但是并没有具体说明应该吃多少。

实际上，进食量对调理的效果还是有影响的。我们就发现进食量控制不好的人，减肥的效果就差；如果能有效地控制进食量，就比较容易减轻体重。

另外，对每一个人来说，年龄、性别、地域、季节，甚至家庭经济条件都会影响进食量，因此制订一个理想的定量饮食计划是不切实际的，还需要根据具体情况来调整。

基于这个原因，RMB 饮食没有制订这样的定量饮食建议。

问：如何控制饥饿感？

答：目前已经发现，饥饿感是由两种因素导致的：一是人体血糖浓度下降，这是在生理学研究中已经被广泛认可的。人对于吃什么东西并没有特别的偏好，只是需要进食。二是目前的一种推测，某些被特定食物滋养起来的细菌会发送信号，要求人体进食某种或者某类食物。这个信号是有特定食物偏好的。

饥饿感在任何情况下都会发生，不仅是吃 RMB 饮食的时候。但是因为在 RMB 饮食中米饭、面食不被建议，所以饥饿感会更明显。

如果感觉饥饿就可以吃符合阶段性要求的食物，如蔬菜、水果、坚果等。另外，菊粉等益生元也会有部分抑制食欲的作用。

问：RMB 饮食为什么强调要多喝水？

答：RMB 饮食的设计是围绕增加人体的好细菌这一要点的。细菌是微生物，也是生命。细菌本体的含量水在 80% 以上，因此要让好细菌更好地繁殖，就必须提供足够的水分，否则细菌就不容易更好地繁殖，也就起不到调节肠道菌群的效果。

所以，要多喝水，通常建议每天的饮水量在 1800 ～ 2200mL。

问：RMB 饮食期间的营养是否可以得到保证？

答：多数需要调理的人都有肠道问题，除了少数比较消瘦的人，多数人体重都是正常的或者偏胖，本身就需要减重。因此对这部分人来说，在调理期间是不需要考虑营养因素的。而且调理只是短期的，结束后再增加营养，就不会有任何问题。

所以营养是可以得到满足的，不必担心。

问：吃 RMB 饮食最成功的案例是什么？

答：吃 RMB 饮食获益的人非常非常多，不胜枚举。大家可以参考第一部分列举的 10 个成功案例。

问：RMB 饮食里的碳水化合物都有哪些？

答：马铃薯、南瓜、山药、红薯、紫薯、藕、木薯等都是碳水化合物。以红薯为例，除去水分外，剩下的成分中 90% 是碳水化合物。

虽然 RMB 饮食中是允许吃这类食物的，但是不能过量，因为它们都会升高血糖。

碳水化合物里若含有不溶性膳食纤维是建议吃的，因为直链淀粉不容易被胃肠道消化吸收，而是直接进入大肠，成为肠道好细菌的粮食。但是要谨记，这类碳水化合物中直链淀粉的含量高也只是相对的，其中多数淀粉成分仍然是可溶性的。比如红薯的 GI 是 77、莜麦面馒头的 GI 是 67。

颗粒越细小的产品，升糖效果越大。因此，保持食材的完整性可以避免使血糖飙升。

问：RMB 饮食为什么不建议吃油腻食物？

答：我们观察到，经常吃油腻食物的人，很容易肥胖，还容易出现皮肤痤疮，而且在脏器周围容易出现脂肪沉积（如脂肪肝）；部分消化不良的人还容易腹泻；胰腺也会过度疲劳。

因此，不建议吃油腻食物。

问： 为什么一些人吃几天 RMB 饮食之后会出现肚子疼、脸上长痘等表现？

答： RMB 饮食调理需要长期坚持以增加肠道的好细菌，"饿"死坏细菌。一段时间后，由于死亡的坏细菌会释放一些毒素，从而导致一些消化道症状，如胃肠胀气、矢气较多、大便不成形等，有些人还会出现腹泻、发热、寒战、头痛、痤疮等。这类反应又叫作"赫氏反应"。

这类反应一般不会持续太久，坏细菌死亡之后应该就不会再有这类反应了。

问： 我可不可以喝纯果汁，不加糖？

答： 不可以喝纯果汁，而是应该吃完整的水果。

纯果汁看起来很有营养，实际上果汁在压榨过程中丢弃了很多对身体健康有益的成分，如不溶性膳食纤维、钾、钙等，它们都随着果渣一起被丢弃，只留下糖分和热量。而且果汁不容易饱腹，假设吃一个苹果就饱了，但是喝一个苹果榨的果汁就完全没有饱腹感。

有多个研究证实，经常喝纯果汁的人更容易得糖尿病和其他慢性疾病。

问：吃一些食物，如洋葱、甘蓝、牛奶、榴梿等会出现胀气，是什么原因？为什么有的人出现而有的人不出现呢？

答：部分食物中含有特别的膳食纤维，可能会被某些细菌利用。如果你体内恰好有可以利用它的细菌，这些食物能够被这些特别的细菌代谢掉，就会产生二氧化碳、氢气等气体，积聚在肠道内就会导致腹胀。

如果体内没有这种细菌，就没有任何反应。

在调理期间，如果出现明显的腹胀，建议少吃或者不吃这类食物。

问：为什么有时候放的屁很臭？

答：蛋白质食物如果在小肠内没有被完全消化和吸收，剩余的部分就会进入大肠，然后在大肠内被细菌以无氧代谢的方式分解，同时产生许多有害的终末产物，如氨气、酚类、吲哚、硫化氢。这些气体，尤其是吲哚（来自色氨酸）在随着粪便排出体外的过程中会散发出恶臭。总体上，这些蛋白质的腐败产物闻起来是有恶臭味的，对人体的健康也有害。它们在大肠中随着水分一起吸收入血。氨气和胺类必须及时从血液中消除，否则就会损害人体健康。

长期便秘的人会有更多的腐败代谢产物进入体内，因此消除便秘无疑会让人体变得更加健康。

如果想要减少体内的这些代谢产物，就要做到以下两点：一是少吃蛋白质食物；二是细嚼慢咽，把蛋白质食物变成细小的颗粒，使其容易在小肠内被吸收，减少进入大肠的机会。

问：RMB 饮食对脂肪酸的摄入有什么建议？

答：常见的脂肪酸包括饱和脂肪酸、反式脂肪酸、单不饱和脂肪酸和多不饱和脂肪酸四种，其中最不健康的就是反式脂肪酸。饱和脂肪酸通常并不提倡，但是适量的中链脂肪酸对人体也是必要的。目前已知母乳中含有 1.5% ～ 2.9% 的中链脂肪酸。这种脂肪酸可以被小肠直接吸收，并在人体的肝脏内快速氧化供能。

脂肪酸中有两种是人体无法合成的，分别是亚油酸和 α 亚麻酸，它们必须通过食物来获取。除此之外，还有其他的重要的多不饱和脂肪酸，包括 Omega-3 和 Omega-6 脂肪酸家族。

Omega-3 脂肪酸包含两部分：DHA（二十二碳六烯酸）和 EPA（二十碳五烯酸），它们通常来自鱼及部分植物。植物油（含有 α 亚麻酸）和鱼油（主要包含 EPA、DHA）是 Omega-3 脂肪酸的主要来源。鲭鱼、大马哈鱼、金枪鱼、鲈鱼、鳟鱼等鱼类的鱼油都含有 Omega-3 脂肪酸。

Omega-3 脂肪酸可以参与炎症抑制，通过改变细胞膜的构成，取代细胞膜上的 Omega-6 脂肪酸和胆固醇来抑制炎症。

如果每日摄取 Omega-3 脂肪酸（EPA、DHA）可以增加肠道细菌的多样性。多项研究显示，进食更多的 Omega-3 脂肪酸会降低慢性疾病的发生（包括冠心病）。

Omega-6 脂肪酸中有些类型可以在植物油中获取，包括玉米油、豆油、红花油等。Omega-6 脂肪酸也是必需脂肪酸，其对脑功能和生长发育是必需的，还可以刺激皮肤和毛发生长，维护骨健康，调节代谢，维持生育功能。

但是有研究显示，Omega-6 脂肪酸的水平过高，可以增加 LPS 含量，促进炎症发生。而 Omega-3 脂肪酸可以抑制炎症。因此，健康的饮食应该包括 Omega-6 和 Omega-3 脂肪酸的平衡。

问：RMB 饮食和生酮饮食有什么区别？

答：RMB 饮食和生酮饮食既有相同点，又有不同点。

二者相同的地方是都强调少吃或者不吃碳水化合物，强调多吃蔬菜、水果和坚果。

不同之处在于对碳水化合物，RMB 饮食建议少吃精米精面类食物，但是可以适度摄入五谷杂粮。生酮饮食则强调完全不吃任何碳水化合物。

在对肉的态度上，RMB 饮食强调不吃红肉（猪肉、牛肉、羊肉），但是可以吃适量白肉（鸡肉、鱼肉等）。而生酮饮食强调要多吃肉，不限制肉的类型。

二者的不同源于设计理念的不同。RMB 饮食会考虑食物对肠道菌群的影响，而生酮饮食完全不考虑肠道菌群的因素。生酮饮食考虑的是让人体产生酮体，然后让酮体为人体供能。在 RMB 饮食体系里，主要的供能方式仍然是葡萄糖，而不是酮体。因为葡萄糖供能是最自然的方式，RMB 饮食崇尚自然。

但是，已知红肉可以明显增加坏细菌的数量，过度地摄入红肉还可以增加氧化三甲胺（TMAO）在血管内的沉积，增加心血管疾病的发病风险。基于这一点，我们从来都不建议生酮饮食。我们也注意到，有不少采用生酮饮食的人会出现严重的便秘，但是吃 RMB 饮食的人不会发生便秘。

我们总在美食和健康之间徘徊，偶尔享受一次美食是不要紧的，但长远来看健康还是很重的。

问：RMB 饮食和地中海饮食有什么区别？

答：地中海饮食的方案如下。

① 以种类丰富的植物食品为基础，包括大量水果、马铃薯、五谷杂粮、豆类、坚果、种子。

② 对食物的加工尽量简单，并选用当地应季的新鲜蔬果作为食材，避免微量元素和抗氧化成分的损失。

③ 烹饪时用植物油（含不饱和脂肪酸）代替动物油（含饱和脂肪酸），以及各种人造黄油，尤其提倡用橄榄油。

④ 脂肪最多占膳食总能量的 35%，饱和脂肪酸只占 7% ~ 8%。

⑤ 适量吃一些奶酪、酸奶等，最好选用低脂或者脱脂的乳制品。

⑥ 每周吃两次鱼或者禽类食品（研究显示，鱼类的营养价值更高）。

⑦ 每周吃不多于 7 个鸡蛋，包括各种烹饪方式（也有建议说不多于 4 个）。

⑧ 用新鲜水果代替甜品、甜食、蜂蜜、糕点类食品。

⑨ 每月最多吃几次红肉，总量在 340 ～ 450g，而且尽量选用瘦肉。

⑩ 适量饮用红酒，最好于进餐时饮用，避免空腹饮酒。男性每天不超过 2 杯，女性每天不超过 1 杯。

除平衡的膳食结构之外，地中海饮食还强调适量、平衡的原则，包括健康的生活方式、乐观的生活态度，且要每天坚持运动。

地中海饮食是流行于地中海沿岸国家的一种比较健康的饮食习惯。

RMB 饮食是基于地中海饮食并在考虑肠道菌群需求和肠道上皮完整性基础上设计的一种新型饮食方案，可以说是一种升级版的地中海饮食。它既考虑了营养需要、肠道菌群需要、肠道上皮修复需要等几个方面，又补充了健康饮食三原则。此外，RMB 饮食不主张饮酒（有损害肠道上皮的潜在危险），强调了小麦、大麦、黑麦等食物不适合麸质不耐受的人，所以对人体的健康更有利。

第十二章 如何挑选益生菌

有很多人咨询我们如何挑选益生菌。还有一些人用了益生菌之后发现没有多少效果，于是就产生了怀疑，质疑它的作用。作为肠道健康专家，我们觉得有必要给大家科普一下，究竟应该用什么样的益生菌才有效果。

什么是益生菌？世界卫生组织（WHO）对益生菌的定义：它是活的好细菌，当其数量足够多时，可以对人体产生有益的影响，也就是可以促进人体的健康。

第一节 国家批准使用的菌种名单

先给大家分享一个表格——国家卫生健康委员会于 2022 年发布的菌种名单（表 12-1），名单中可以用于婴儿的菌种有 14 个。不同于成年人可使用的益生菌名单，这个名单是明确到菌株水平的。

一、可用于婴幼儿食品的菌种名单

表 12-1　可用于婴幼儿食品的菌种名单

编号	菌株	拉丁名称
1	嗜酸乳杆菌 NCFM*	*Lactobacillus acidophilus* NCFM
2	动物双歧杆菌乳亚种 Bb-12	*Bifidobacterium animalis* subsp. Bb-12
3	动物双歧杆菌乳亚种 HN019	*Bifidobacterium animalis* subsp. *lactis* HN019
4	动物双歧杆菌乳亚种 Bi-07	*Bifidobacterium animalis* subsp. *lactis* Bi-07
5	鼠李糖乳酪杆菌 GG	*Lacticaseibacillus rhamnosus* GG
6	鼠李糖乳酪杆菌 HN001	*Lacticaseibacillus rhamnosus* HN001
7	鼠李糖乳酪杆菌 MP108	*Lacticaseibacillus rhamnosus* MP108
8	罗伊氏粘液乳杆菌 DSM17938	*Limosilactobacillus reuteri* DSM17938
9	发酵粘液乳杆菌 CECT5716	*Limosilactobacillus fermentum* CECT5716
10	短双歧杆菌 M-16V	*Bifidobacterium breve* M-16V
11	瑞士乳杆菌 R0052	*Lactobacillus helveticus* R0052
12	长双歧杆菌婴儿亚种 R0033	*Bifidobacterium longum* subsp. *infantis* R0033
13	两歧双歧杆菌 R0071	*Bifidobacterium bifidum* R0071

（续表）

编号	菌株	拉丁名称
14	长双歧杆菌长亚种 BB536	*Bifidobacterium longum* subsp. *longum* BB536

注：* 仅限用于 1 岁以上幼儿的食品。

二、可用于成年人的菌种名单

可以用于成年人的细菌一共有 17 个菌属，38 个菌种。凡是名列其中的就是可以用于食品的细菌（表 12-2）。

首先需要说明的是，国家卫生监管部门对益生菌产品的安全性是最关心的。任何益生菌菌种在投入工业生产之前，都必须通过安全认证和毒性测试，并且还需要有大量的科研文献作支撑。

表 12-2　可用于食品的菌种名单

编号	菌种	拉丁名称
第一类	双歧杆菌属	*Bifidobacterium*
1	青春双歧杆菌	*Bifidobacterium adolescentis*
2	动物双歧杆菌动物亚种	*Bifidobacterium animalis* subsp. *animalis*
3	动物双歧杆菌乳亚种	*Bifidobacterium animalis* subsp. *lactis*
4	两歧双歧杆菌	*Bifidobacterium bifidum*

编号	菌种	拉丁名称
5	短双歧杆菌	*Bifidobacterium breve*
6	长双歧杆菌长亚种	*Bifidobacterium longum* subsp. *longum*
7	长双歧杆菌婴儿亚种	*Bifidobacterium longum* subsp. *infantis*
第二类	乳杆菌属	*Lactobacillus*
1	嗜酸乳杆菌	*Lactobacillus acidophilus*
2	卷曲乳杆菌	*Lactobacillus crispatus*
3	德氏乳杆菌保加利亚亚种	*Lactobacillus delbrueckii* subsp. *bulgaricus*
4	德氏乳杆菌乳亚种	*Lactobacillus delbrueckii* subsp. *lactis*
5	格氏乳杆菌	*Lactobacillus gasseri*
6	瑞士乳杆菌	*Lactobacillus helveticus*
7	约氏乳杆菌	*Lactobacillus johnsonii*
8	马乳酒样乳杆菌马乳酒样亚种	*Lactobacillus kefiranofaciens* subsp. *kefiranofaciens*
第三类	乳酪杆菌属	*Lacticaseibacillus*
1	干酪乳酪杆菌	*Lacticaseibacillus casei*
2	副干酪乳酪杆菌	*Lacticaseibacillus paracasei*
3	鼠李糖乳酪杆菌	*Lacticaseibacillus rhamnosus*

（续表）

编号	菌种	拉丁名称
第四类	粘液乳杆菌属	*Limosilactobacillus*
1	发酵粘液乳杆菌	*Limosilactobacillus fermentum*
2	罗伊氏粘液乳杆菌	*Limosilactobacillus reuteri*
第五类	乳植杆菌属	*Lactiplantibacillus*
1	植物乳植杆菌	*Lactiplantibacillus plantarum*
第六类	联合乳杆菌属	*Ligilactobacillus*
1	唾液联合乳杆菌	*Ligilactobacillus salivarius*
第七类	广布乳杆菌属	*Latilactobacillus*
1	弯曲广布乳杆菌	*Latilactobacillus curvatus*
2	清酒广布乳杆菌	*Latilactobacillus sakei*
第八类	链球菌属	*Streptococcus*
1	唾液链球菌嗜热亚种	*Streptococcus salivarius* subsp. *thermophilus*
第九类	乳球菌属	*Lactococcus*
1	乳酸乳球菌乳亚种	*Lactococcus lactis* subsp. *lactis*
2	乳酸乳球菌乳亚种（双乙酰型）	*Lactococcus lactis* subsp. *lactis biovar diacetylactis*
3	乳脂乳球菌	*Lactococcus cremoris*

（续表）

编号	菌种	拉丁名称
第十类	丙酸杆菌属	*Propionibacterium*
1	费氏丙酸杆菌谢氏亚种	*Propionibacterium freudenreichii* subsp. *shermanii*
第十一类	丙酸菌属	*Acidipropionibacterium*
1	费氏丙酸杆菌谢氏亚种	*Propionibacterium freudenreichii* subsp. *shermanii*
第十二类	明串珠菌属	*Leuconostoc*
1	肠膜明串珠菌肠膜亚种	*Leuconostoc mesenteroides* subsp. *mesenteroides*
第十三类	片球菌属	*Pediococcus*
1	乳酸片球菌	*Pediococcus acidilactici*
2	戊糖片球菌	*Pediococcus pentosaceus*
第十四类	魏茨曼氏菌属	*Weizmannia*
1	凝结魏茨曼氏菌	*Weizmannia coagulans*
第十五类	动物球菌属	*Mammaliicoccus*
1	小牛动物球菌	*Mammaliicoccus vitulinus*
第十六类	葡萄球菌属	*Staphylococcus*
1	木糖葡萄球菌	*Staphylococcus xylosus*
2	肉葡萄球菌	*Staphylococcus carnosus*

（续表）

编号	菌种	拉丁名称
第十七类	克鲁维酵母属	*Kluyveromyces*
1	马克斯克鲁维酵母	*Kluyveromyces marxianus*

注：1. 传统上用于食品生产加工的菌种允许继续使用。名单以外的、
        新菌种按照《新食品原料安全性审查管理办法》执行。
     2. 用于婴幼儿食品的菌种按《可用于婴幼儿食品的菌种名单》
        执行。
     3. 2010 年后公告、增补入《可用于食品的菌种名单》的菌种，使
        用范围应符合原公告内容。

表 12-2 中并没有列出细菌的具体菌株。实际上，即使是同一种类的细菌，其不同菌株之间也会有不小的差异。

第二节　使用益生菌的相关知识

问：衡量益生菌好坏的指标有哪些？

答：第一个指标是菌株数。建议菌株数不能少于 6 个，并且应该包括双歧杆菌和乳酸杆菌。市场上有不少只有一个菌属（比如双歧杆菌）的 3 个以内菌株的产品，这种对于改善人体健康的作用很有限，所以我们从来都不推荐它们。

和谐的人体肠道内有超过 1000 种细菌，菌株数更是超过 8000 株。细菌的多样性越高越好，因此应该选择那些细菌菌株

数目高的益生菌。如果只有一两个菌株，则是杯水车薪，于人体无益。

第二个指标是菌量。这个指标其实很重要，因为它关系到实际效果。人体内有100万亿个细菌（也有人说是10万亿个），可见数量巨大。曾经有人向我们咨询：益生菌每粒只有5000万个细菌，相当于正常人体内细菌数量的1/20万。如果一天服用2粒，理论上只有1/10万，这样的菌量对于改善肠道菌群状态有用么？更何况在经过胃和小肠之后，究竟能有多少细菌定植在大肠中呢？

我们认为，那些一粒只有几百万、上千万菌量的益生菌根本没有多大作用，想要改变肠道菌群就如同蚂蚁撼大树。

所以我们建议，每粒益生菌的含菌量应该在50亿个活菌以上，效果才会好一些。菌量越大，相对的效果也会越好。当然还是有上限的，含菌量超过1000亿的，一下子引入的外来细菌太多，可能也会有不好的影响，同时产生赫氏反应的概率也会增加。

第三个指标是防护力。实际上，益生菌对人体的免疫系统而言是外来物质，因此它在肠道内游动的时候，首先可能会面临免疫系统的灭杀。位于肠道黏膜上的黏膜免疫系统可能会杀伤部分益生菌。有意思的是，长期生活在人体内的好细菌会被免疫系统识别，但并不会被灭杀，不知道是什么原理。

胃酸是益生菌的另一大威胁。空腹时胃部的 pH 值甚至可以达到 1.8，因此空腹时服用的益生菌就很容易被杀灭。益生菌可以考虑饭后服用。

当然防护层越多，益生菌就越容易穿过胃酸的屏障。有些细菌，本身是不惧怕胃酸的，比如嗜酸乳杆菌，就可以穿过胃酸生存。但是大多数益生菌在空腹状态下的胃酸环境中无法存活，需要较好的防护层来保护。

当然还要考虑性价比，有的产品可能很好，但是价格太贵，消费者无法承受，自然也不会购买。

问：益生菌怎样保存？

答：绝大多数益生菌在室温下保存就可以。但是如果房间温度过高，也是可以冷藏保存的。想想益生菌在 37℃ 这样的温度下可以存活，那么在一般的室温下并不会死亡。

一般益生菌类产品的有效期为 18 ～ 24 个月。

问：益生菌应该怎么吃？

对于防护力比较好的益生菌，什么时候吃都没有太大问题。但是有些防护力比较差的益生菌，建议在饭后立即服用比较好。因为这时候胃酸被食物稀释，益生菌被胃酸杀死的概率不大，可以大大增加其存活的机会。

总体而言，推荐在饭后服用益生菌：一是这样益生菌更容易存活；二是食物中的益生元成分更有利于益生菌繁殖。

问：服用益生菌有没有什么不良反应？什么样的人不适合吃益生菌？

答：益生菌当然不可能适合所有人。比如体质差的人，抵抗力太弱，吃了益生菌以后可能会导致菌血症的发生。

还有严重便秘的人，如果服用益生菌后喝水又不够多，就有可能加重便秘，因此需要特别注意。

如果益生菌使用不当，还是有可能发生赫氏反应。不过这种消亡反应是短期的，且一般比较轻微。但是对年老体弱或者孕妇患者还是要尽量避免出现此类反应，比如在使用时从小量开始，缓慢增加剂量。

问：有没有适合婴幼儿的益生菌？

答：有。

婴幼儿的抵抗力很弱，对细菌很敏感，因此成年人的益生菌不适合婴幼儿食用。只有很少的菌株已经证明对婴儿是安全的，如罗伊氏粘液乳杆菌、鼠李糖乳酪杆菌等，而且国家批准应用的婴儿益生菌都是具体到菌株水平的。

在幼儿阶段，可以应用的益生菌安全菌株数量会相应增加。

问：酸奶中含有哪些益生菌？

答：保加利亚乳杆菌、嗜热链球菌是酸奶中最常见的两种发酵菌。有观点认为，它们只是用于发酵的细菌，并不属于益生菌。不过目前市场上的酸奶发酵剂除了这两种菌以外，还有多种益生菌成分，具体情况因产品而异。

市场上还有一种开菲尔酸奶是由嗜热链球菌、双歧杆菌、嗜酸乳杆菌、保加利亚乳杆菌、瑞士乳杆菌、乳酸乳球菌、马乳酸乳球菌等发酵而来的。

问：益生菌究竟有什么效果？

答：肠道菌群失调的患者，体内缺乏好细菌，坏细菌占很大比例。这样的人，就需要用益生菌来调理。更重要的是，肥胖症、糖尿病、高血压、自身免疫病、免疫力低下等很多慢性疾病患者也同样有肠道菌群失调的问题，也就是好细菌少，坏细菌多。

这里的好细菌远远不止目前市场上能够提供的益生菌菌种。因为有很多好细菌还没有研究透彻，其在安全性方面的问题尚未明确，也还没有批准作为有益菌使用。而且在体外培养实验时发现，大多数好细菌是无法培养的，因此也就无法实现商业化生产。

我们认为，一般情况下益生元比益生菌调理慢性疾病的效果更好。益生元是益生菌的粮食，益生菌吃了益生元就会不断增殖，扩大自己的队伍，对健康有利。

不过这也有一个前提。益生元想要增加益生菌数量，在体内就必须有好细菌的种子。但是有些患者体内的好细菌数量是不够的，或者根本就没有，比如慢性腹泻、慢性肠炎的患者。因此，必须先提供种子，益生元才能更好地发挥作用。益生元就像化肥一样，没有种子，施再多的化肥也没有效果。

这里所说的益生元包括菊粉、低聚果糖、低聚半乳糖、膳食纤维等。它们可能来自菊苣、龙舌兰和一些菌类食物等。

再次强调一下，进食益生菌和益生元后一定要多喝水，才能更好地帮助这些细菌定植在人体内。如果饮水量不够，反而会出现便秘。

另外，我们在实践中也发现，有些益生菌对口腔溃疡和皮肤病很有好处，这方面还有待进一步研究证实。

除了益生菌以外，有越来越多的人发现，死亡的益生菌及益生菌的代谢产物对人体有一定益处。这类成分被叫作后生元，它们对人体更安全，尤其是抵抗力比较弱的人群，如老年人、癌症患者和婴幼儿等。这类人群用益生菌可能会引发菌血症，但是用后生元则不会。

第三节　益生菌使用中的注意事项

益生菌是活的细菌，并且不是人体的正常组分，在使用中可能会有异常反应，因此需要注意。

实际上，安全性是卫生监管部门在审查是否批准益生菌上市的最主要评价指标。国家卫生监管部门在审查中需要申请单位提供大量资料以证明待上市益生菌不会引起不良反应。当然被批准上市的益生菌都是安全的，这一点毫无疑问。

因为它是活菌，一些体质比较弱的人使用会有异常反应。部分人尤其是老年人和癌症患者，在服用益生菌后可能会引发菌血症。婴幼儿在使用益生菌的时候需要注意选择那些特别安全的菌株所组成的益生菌，而且菌量不宜过大。

当使用者服用的菌量过大，且本身的肠道菌群失调比较严重时（也就是坏细菌比较多），有可能会出现赫氏反应。

赫氏反应的临床表现有便秘加重、腹痛、腹泻、头痛、皮疹、腹胀、恶心、发热等。有的人会突然出现明显的腹泻、腹部绞痛，更严重者会出现全身皮疹。出现赫氏反应的人一般不多，大约占使用者的 10%。

案 例

北京的李女士，50 岁左右，重度便秘很多年，经常好几天不大便，大便又干又硬，特别难受，但是有的时候又会大便稀溏，便秘和腹泻交替出现。除了这两个问题，她还经常感冒、咳嗽，脾气也比较暴躁。

她试过很多种方法，效果很有限。也去看过医生，医生建议她用益生菌。她用了，不但没有解决便秘，反而更严重了，于是就更加愤怒，和厂家吵了一架，认为他们的产品是劣质产品。其实这不是产品质量的问题，而是她的用法不对。用益生菌解决这类问题时开始使用的剂量不能过大，而应该从小剂量使用，否则就会引起赫氏反应。死亡的细菌释放内毒素，就会加剧肠道炎症，于是便秘就更严重；加上喝水不多，情况就更糟糕了。她就是这样的情况。

但她那时候的状态很糟糕，脾气也很暴躁，根本不相信，坚持认为益生菌对她没有效果。

在我们团队的指导下，她做了食物不耐受检测。检测结果显示，她对虾、花蛤、牛奶、麸质重度不耐受。所以我们要求她严格戒断这几种食物；并且建议她增加发酵类食物，如酸奶、纳豆等的摄入；其他的食材也要做好轮换；同时根据自己的饮食习惯，在保证营养均衡的前提下，做到少食多餐，将进食时间控制在 8 小时以内。

因为受便秘折磨得太久，所以她认真配合了我们的调理计划。她的执行力非常棒，经过一个月的努力，体重下降了 5kg，大便也从一开始的完全没有便意到出现便意，这就是进步。虽然有时她的大便还是不成形，但是也不再便溏，基本可以保证每天大便一次，摆脱了便秘的困扰。饮食上，她之前不能吃凉的，经过调理之后凉的食物也可以吃了，腹部也不再感觉冰凉了。

性格上，她也有了很大变化，不再像之前那样歇斯底里，变得很温柔，也很有耐心。

在接下来的调理中，李女士在我们团队的指导下再次使用了益生菌（从小量开始补充，多喝水），并摄入大量富含膳食纤维、益生菌的食物和发酵类食物。又经过一个月的努力，她的便秘问题得到了很大改善。

推测赫氏反应发生的原理可能是益生菌的摄入能够对坏细菌产生几方面的影响：① 益生菌可能通过分泌有机酸、过氧化氢和抗菌肽等抑菌物质来杀灭坏细菌。② 益生菌能够刺激人体的免疫系统分泌更多的免疫因子，如分泌型 IgA，来杀灭坏细菌。③ 死亡的坏细菌多为革兰阴性菌，其死亡后细胞膜上携带的内毒素会释放出来。如果短时间内有大量的内毒素释放入血，就会导致赫氏反应。

赫氏反应出现的症状轻重和持续时间的长短取决于摄入的益生菌的数量、体内坏细菌的数量、饮食的调整是否合理等。一般持续几天，然后逐渐减弱。这时通常不需要过于担心，继续服用益生菌就可以。

如果饮食调整不合理或者根本不做饮食调整，导致坏细菌的数量同步增加，这时体内的益生菌和坏细菌同时存在，坏细菌被益生菌杀伤后释放内毒素，那么体内就会持续不断地产生内毒素，损害人体健康，尤其是肝脏健康。

所以服用益生菌一定要同步进行饮食调整。

我们一般建议益生菌服用的起始剂量较小，会比较安全。

比如起始益生菌菌量可以从 50 亿开始，连用 3 天，如果没有异常反应，就可以增加到 80 亿，再观察 3 天，以此类推，逐渐增加到 100 亿、200 亿、300 亿。临床上有的医生甚至给患者用到 1000 亿的益生菌量。

体质较好的人可以适当加大剂量。体质越弱的人，起始的益生菌用量应该越低。有的人，比如正在进行化疗的癌症患者，可以用后生元类产品，因为它没有活菌存在，也更安全。

总而言之，慢性疾病患者可以考虑用益生菌。益生菌应该选择菌株数多、菌量大、防护力强的品牌，当然也要考虑价格因素。建议选择菌株在 6 个以上，菌量在每袋（每个胶囊）百亿以上的品种。后生元对人体健康也有帮助。

疾病调理

第3部分

本部分内容包括不孕症、复发性流产、多囊卵巢综合征、自身免疫病（系统性红斑狼疮、抗磷脂综合征、桥本甲状腺炎）和糖尿病等。因篇幅有限，有相当一部分疾病没有囊括在内，希望以后有机会补充。

第十三章　不孕症和复发性流产的新希望

第一节　不孕症和复发性流产的定义

　　影响女性不能成功生育的原因主要有两个：一是不孕；二是复发性流产。目前这两种疾病在中国的发生率逐年增高，从小的方面来讲会影响家庭的稳定，从大的方面来说则可能会影响国家的人口政策和可持续发展，所以应该引起全社会的普遍关注。

　　世界卫生组织将不孕症（Infertility）定义为一对男女配偶有规律的性生活、未采取避孕措施至少 1 年仍未受孕。如果未受孕是因为女性原因导致的，称为不孕症；是因男性原因导致的，则称为不育症。不孕症是一种生殖能力受损的疾病。不孕症的发生受多种因素的影响。不孕症的发病率占育龄期女性的10%～15%。广义的不孕症包括不能妊娠和不能获得活产两个方面，复发性流产就属于后者。

复发性流产是指与同一性伴侣出现两次或两次以上在妊娠20周前的流产。复发性流产被认为是一种偏离了身体器官、系统的正常结构和功能的疾病，表现为特有的症状和体征，其病因、病理和预后可能是已知或未知。可以认为，就生育力而言，复发性流产比不孕症要强一些，因为这样的女性至少是可以受孕的，虽然没能保住胚胎。

从目前的临床趋势来看，我国有越来越多的不孕症和复发性流产患者。目前我国的生育现状不容乐观。国内的人口自然增长率逐年下降。即便国家已经放开生育政策，但是国内的人口的增长总数仍然在逐年下降。这里面固然有生活压力大、工作繁忙的因素，但是一个不容忽视的隐形因素就是生育力逐渐下降，而这可能是根本的原因。

第二节　不孕症和复发性流产
都有哪些因素在作祟

让我们先看看导致不孕症的原因。

不孕症的病因主要有排卵障碍和盆腔因素两方面。这些因素通过影响卵母细胞的生成、发育、排出、运送、受精，或胚胎的早期发育、着床等过程，进而导致不孕。男性不育症主要是由于男性性功能障碍和（或）精子异常导致的。

排卵障碍占女性不孕症的 25% ～ 35%，常见的原因包括性激素失调，这种失调可能是下丘脑、垂体、卵巢，或者其他的内分泌原因导致的。

盆腔因素主要是指生殖系统畸形，如米勒管发育不全、子宫颈功能不全、子宫内膜病变、子宫肿瘤、宫腔粘连等；还有输卵管病变，包括输卵管梗阻、输卵管周围粘连、输卵管积水等。子宫内膜异位症也是一个不孕症的重要因素。

男性不育症主要是由男性性功能障碍和（或）精子异常所致的，包括无精子症、少或弱精子症、畸形精子症、单纯性精浆异常。男性生殖是一个复杂的生物学过程。男性因素导致的不育越来越被认为是男性整体健康的生物标记。

当然还有一些不明原因导致的不孕，男女双方均不能排除可能性，其覆盖了约 50% 寻求不孕症治疗的夫妇。

作为一种排除性诊断，不明原因的不孕的治疗在很大程度上仍然是经验性的。对于不明原因的不孕，因为具体原因不明，只能尝试用治疗性诊断的方法。其治疗的原则是优先选择侵入性最小、费用最低的方法，包括期待治疗、腹腔镜治疗、单独宫腔内人工授精（IUI）、口服药物或单独用促性腺激素刺激卵巢、卵巢刺激 +IUI、体外受精，然后逐步发展到使用辅助生殖技术。近年来，有人主张采用更快速的试管婴儿技术。随着辅助生殖技术的日趋成熟和流程的标准化，这样的方法对于计划好时间妊娠的女性，可以短时间内获得妊娠可能。

但不少患者会面临反复移植失败，或者移植后反复生化、流产的情况。研究表明，移植失败或流产是女性经历最大的心理事件之一。反复移植失败或流产的过程中患者承受着很大的精神压力和移植周期中多种药物相关的身体压力。

复发性流产大多发生在怀孕后的前 3 个月内。其标志性的指标 HCG（绒毛膜促性腺激素）通常都达不到 10 万 U/L 这个门槛。我们见过有些怀孕女性的 HCG 低到只有 100 ～ 200U/L，甚至更低。出现复发性流产的女性，以后每次怀孕时的 HCG 值几乎都比上次低。

第三节　不孕症诊疗新观点

随着越来越多的女性推迟结婚和生育年龄，在美国、加拿大、澳大利亚等发达国家，高龄产妇生育第一胎的比例也相应增加，我国也不例外。有统计数据显示，我国高龄产妇的比例在 1996 年仅为 2.96%，而到了 2007 年则骤升至 8.56%。尤其是 2015 年以来，我国在全国范围内推行了"二孩政策"，进一步提高了高龄产妇的生育比例。女性的生育力随着年龄的增长会逐渐下降，因而不孕症越来越受到大家的关注。

改革开放以来，我国经济社会得以迅猛发展，人民的生活水平和生活方式发生了巨大改变，西方的饮食习惯备受国人欢迎，出行开始用汽车代步，防晒霜和遮阳伞是出门必备。而在优越环境中长大的育龄夫妇正好赶上了互联网快速发展的时代，工作节奏加快，外卖几乎是他们的生活日常。育龄夫妇们开始孕育下一代的时候，却发现人类从古到今来自自然馈赠的生育能力，对于他们却变得非常奢侈。

最新数据表明，男性生殖与医学疾病（遗传病、传染病、慢性疾病）、心理疾病、环境暴露、饮食习惯、滥用药物，甚至社会经济因素之间均存在联系。也有证据表明，男性生育能力的诊断与未来的疾病风险（包括癌症、代谢性疾病）有关。因此，越来越多人认为，男性生育能力评估是一个机会，可以改善男子在其当前生殖目标之外的健康状况，但强调必须采取多学科协助的方法。

不孕不育是一个日益严重的问题，影响着无数备孕的夫妇。越来越多的证据表明，饮食和女性生育力之间存在着联系。有数据显示，富含反式脂肪酸、精制碳水化合物和添加糖的饮食会对生育产生负面影响。相反，基于地中海饮食模式的饮食，即富含膳食纤维，omega-3脂肪酸、植物性蛋白质、维生素和矿物质的饮食，对女性生育力有着积极的影响。不健康的饮食会破坏微生物群的组成，因此肠道微生物群的组成是否与不孕症的发生有关，值得深究。

有乳糜泻的备孕女性的饮食中要排除谷蛋白。此外，还缺乏关于酒精对女性生育力的不良影响的数据。另一方面，植物雌激素可能对女性生育力有积极的影响。然而，关于如何补充营养素以提高生育力，目前的研究数据较少。已确定育龄妇女应补充叶酸。此外，大多数人都缺乏维生素D和碘，因此在日常中要关注体内维生素D和碘的浓度，缺乏时考虑补充。

综上所述，饮食和生活方式似乎是影响生育力的重要因素，这方面的知识需要扩大宣传。

近年来，肠道菌群与不孕症的关系备受关注，一项前瞻性队列研究发现，没有明显内分泌疾病但表现出不规则月经周期的女性和正常月经周期的女性有28个细菌分类群存在明显差异。子宫内膜异位症也是导致不孕症的重要原因，有研究表明，子宫内膜异位症与肠道菌群失调有关。肠道菌群失调破坏了正常的免疫功能，导致炎症因子升高、免疫监测功能受损和免疫细胞谱改变，而所有这些都可能是子宫内膜异位症的病因。随着时间的推移，这种免疫失调可能会发展为慢性炎症状态，创造一个有利于粘连和血管生成的环境，而这可能是推动子宫内膜异位症发病和进展的不良因素。

最近的研究表明，子宫内膜异位症可以引起微生物群的改变，而抗生素可以治疗子宫内膜异位症。子宫内膜异位菌群一直以来都与乳酸菌优势度下降，以及细菌性阴道病相关细菌和其他条件致病菌的丰度升高有关。子宫内膜异位症中微生物失调可能的原因包括细菌污染理论和免疫激活、雌激素代谢和信号转导改变，以及异常的祖细胞和干细胞稳态。

有研究表明，母体免疫系统的改变和母胎免疫界面的变化会抑制母胎免疫界面的免疫耐受。因而自身免疫性甲状腺炎患者容易发生不孕、流产和早产。

基于目前不孕不育现状的分析，我们有理由认为，对机体功能的调理需要提早评估和干预。对于不孕夫妇，在评估精子质量和排卵情况的时候，需要同时评估其代谢免疫的状态。

不孕症妇女在接受传统治疗和辅助生殖失败而求助于生殖免疫治疗的时候，经过详细的检查，往往会发现她们的内环境存在问题，如抗磷脂综合征、干燥综合征、未分化结缔组织病、低维生素 D、桥本甲状腺炎、胰岛素抵抗、高同型半胱氨

酸血症、甲状腺功能低下等，且往往多种疾病同时存在。因此
了解甲状腺功能、甲状腺抗体、抗核抗体、抗磷脂抗体、维生
素 D 和同型半胱氨酸、胰岛素释放等情况是必要的。在做了
详细的检查之后，真正不明原因不孕的患者所占的比例就很低
了。特别是非典型磷脂抗体阳性的患者，经过治疗后，通常可
以获得良好的妊娠结局。

代谢免疫、氧化应激的异常与人的生活方式密切相关，其
中与肠道健康的相关性尤为突出。人们对于肠道重要性的认
识，由来已久。早在 2500 多年前的古希腊，被称为现代医学鼻
祖的希波克拉底就指出：万病始于肠道。尽管只是非常朴素的
观察，但是古人已经认识到了肠道健康的重要性。元代李杲在
其《脾胃论》一书里也强调："内伤脾胃，百病由生。""故夫饮
食失节，寒温不适，脾胃乃伤。"这就是"病从口入"的最合理
解释。所以我们强烈呼吁大家回归自然，在饮食上也尽量做到
"自然饮食"，不要过度加工食物，尽量不吃工业加工食物。只
有亲近自然，大自然才会"待我如初恋"，让我们更健康、更快
乐。实际上，大自然本身就具有强大的治愈疾病的能力，或者
说人体具有强大的自愈能力。自愈始于破坏，破坏始于炎症，
炎症始于外敌内患，而外敌内患均源于不健康的生活方式。所
以，亲近自然，才能成为完整的人。

以上这些新的观点提示：人体亚健康状态存在时最先受到
影响的就是生殖系统。受这些疾病困扰的女性导致不孕和反复

辅助生殖失败当然也不奇怪。调整亚健康状态后，很多女性都能够自然怀孕并且顺利分娩。所以对不孕不育患者免疫代谢功能的评估和干预尤为重要。

案 例

（以下内容为患者自述）

我和老公于 2013 年年底结婚，那年我 37 岁。结婚时已经属于大龄，婚后一直忙于工作，竟然没计划要小孩，想想还真是无畏。

2016 年 8 月我意外怀孕，当时已经 40 岁，属于高龄孕妇。在怀孕 26 周时我被医生诊断为子痫前期，血压 170mmHg，尿蛋白（++），非常危险，需要立即住院。后来我被迫终止妊娠，失去了一个可爱的小生命。此后我和老公决心要孩子，没想到竟然用了很多年，真是一条漫长的求子之路。

我是一个比较执着的人，一直想知道为什么会发生子痫前期，于是去了国内几所大医院，找了那些有名的医生。但凡有点名气的医生，我都去问诊了，只想要一个答案：为什么这么不幸的事情会发生在我身上？最后大家都给出一个答案，我患有抗磷脂综合征（APS）。既然找到了答案，接下来就是有针对性地治疗了。我先后找了不同的医生，大家都给了我治疗方案，当时以为吃药就能控制好相关指标。

2017～2021 年，我一共取了 9 次卵，从打麻药到不打麻药，从一次取 7 颗卵到取 1 颗卵。现在回想起来都不知道是什么力量支撑我一路走下来。遗憾的是，前后有 6 次胚胎移植都失败了，只有 2 次成功着床。HCG 最高时也只有 603U/L，这个数字距离真正怀孕差得非常非常远。

转机出现在 2019 年，那年 10 月我去瑞安找蔡珠华医生的时候，蔡医生给我介绍了一个通过改善肠道菌群来改善免疫状态的新理念。我做了肠道食物不耐受检测，发现自己对花生、青豆、牛肉轻度过敏，对鸡蛋中度过敏。按照她的要求，我需要避免摄入这些食物。同时于 2019 年 11 月开始调整饮食结构，采用 RMB 饮食，同时服用鱼油、辅酶 Q_{10}、益生菌等。坚持一段时间后我逐渐感觉到了变化。

我平时鼻子很敏感，每天早上起来都会打喷嚏、流鼻涕。饮食调整一段时间后，我发现自己每天早上起来居然不再打喷嚏、流鼻涕了；以前大便不成形，现在也都是成形的"黄金便"。更神奇的是，我的几个异常指标也都有下降，如抗凝血酶原 IgM 抗体由 42.5U/mL 降至 33.9U/mL，抗磷脂酰丝氨酸 IgM 抗体从 32.5U/mL 降至 10.1U/mL（正常范围 0～30U/mL），血小板最大聚集率从 84.7% 降至 58.1%（正常范围 40%～80%）。当时我还好奇去问了医生：在没有服用任何药物的情况下为什么这些指标能够降到正常范围。

现在我知道是因为调理肠道改善了免疫状况。还有一个更可喜的变化：我的子宫内膜在调理 20 个月后，从以前的最多 7mm 增厚到 8.8mm，这让我重新燃起了生育的希望。

2021 年 7 月，移植的 2 个胚胎居然着床了，那一刻我真的泪如雨下。后来胎儿一切发育正常，并于 2022 年 3 月顺利生产，这一年我 45 岁，绝对的高龄产妇。

回想漫漫而艰辛的求子之路，感慨万千，但更想感谢身边每一个给予过我帮助的人。这一路走来特别感谢儒雅的杜博士，让我对饮食结构有了新的认识，让我对自己的身体变得更加敏感，了解吃了什么食物会有哪些反应。总结起来有以下几点经验：第一，既然选对了方向，找到了根源问题，就一定要坚持调理。第二，在调理的基础上，一定要适当地结合运动。第三，要保持愉悦的心情。第四，要不停地学习相关知识，因为只有你自己才最了解自己。

第四节　不孕症调理的新方法

备孕前 3 个月就应该开始调理，调理的原则是补充我们身体需要但是缺乏的物质，并且去除我们不需要的毒素。

1. 减少环境毒素的接触　比如将厨房的不粘锅换成铁锅；将塑料的容器更换成瓷器或玻璃容器；尽量不购买塑料的瓶装水；尽量减少化妆品的使用，特别是含有邻苯二甲酯的指甲油、发胶、香水、身体乳等；减少空气清新剂的使用；在家里安装空气净化器等；减少双酚 A 的接触，如外卖使用的塑料快餐盒。

2. 剔除身体不需要的食物 减少精制碳水化合物的摄入量，比如过多的糖分、身体不耐受的食物。坚持地中海饮食可以有效降低排卵性不孕症的发病风险。地中海饮食结构富含蔬菜、水果、谷物、豆类、坚果和橄榄油，红肉含量较低，它已被证明对于人类健康的几个方面是有益的。

3. 补充必需的营养素 研究发现，女性的生育能力与低糖碳水化合物、单不饱和脂肪酸、植物蛋白，以及铁、叶酸和维生素补充剂的摄入之间存在显著联系。建议每天补充 2000U 维生素 D；补充叶酸、抗氧化剂，如硫辛酸、维生素 C、维生素 E 等；补充必要的营养物质，如性激素合成的原料胆固醇、蛋白质和脂肪等。一项研究显示，增加 β 胡萝卜素、维生素 C 和维生素 E 的摄入量可以缩短备孕时间。

长链 omega-3 脂肪酸似乎能改善女性不孕症，尽管目前还不清楚这类食物来源中的环境毒素，是否会降低这一益处。单不饱和脂肪酸与增加可育性或缩短备孕时间有关，而多不饱和脂肪酸则表现出相反的效果。多不饱和脂肪酸的降低可育性作用可能与其对雄激素合成的影响有关，因雄激素已被认为与排卵障碍（如多囊卵巢综合征）的发生有关。

益生菌和肠道微生物群对疾病的影响受到了极大关注。乳酸菌是研究最多的益生菌，其通过竞争黏附、抑制病原体生长、刺激免疫防御等机制来维持肠道微生态平衡。乳酸菌通过产生乳酸、过氧化氢、细菌素及其他抗微生物物质来抑制肠道病原微生物，维护肠道正常的生理环境。

4. 饮食精细化调理的建议 选择合适的食物，多吃新鲜的水果、蔬菜及鱼、肉等营养素含量丰富的食物，少吃深度加工的食品。从功能医学的角度调整自己的饮食结构，比如桥本甲状腺炎患者，建议无麸质饮食；多囊卵巢综合征患者往往同时合并胰岛素抵抗，建议地中海饮食；有自身免疫病合并肠易激综合征的女性患者，建议以 AIP（自身免疫病饮食）为基础的肠道健康饮食，必要时按照"5R"原则进行肠道调理。

5. 与大自然和谐共处 多晒太阳，健康饮食，增加户外活动，回归自然，调整心态，减轻压力，规律作息，保证睡眠时间。

案例一

患者，女，27 岁，结婚 4 年，婚后每年都会怀孕一次，但遗憾的是，每一次都流产了，而且流产的月份越来越小，并且从来没有超过 3 个月。患者只有在第一次怀孕时检测到了胎心，后面 3 次胎心都没有出现。其中第三次和第四次（2017 年和 2018 年怀孕后曾在医院进行过保胎治疗，使用了低分子肝素、阿司匹林，仍然失败。2018 年患者流产后赴蔡珠华医生门诊就诊，就诊时情绪抑郁，肠道健康指数 16 分，表明她有重度肠道菌群失调。通过问诊得知患者同时有口臭、痛经等问题。

当时判断她应该有免疫异常，而且很可能与肠道功能紊乱有关，于是建议她进行肠道调理，具体如下。

① 调整饮食方案，包括杜绝进食任何垃圾食品和工业加工品，大幅减少乃至停止食用精米精面类食物；不吃红肉，改吃白肉、坚果、蛋类；多吃蔬菜水果，尤其是富含纤维素的食物；拒绝一切碳酸饮料和榨汁饮料。

② 用消化酶来补充消化力的不足，减轻蛋白质导致的炎症。

③ 补充益生菌和益生元，以增加好细菌的数量，改善肠道菌群失衡。

④ 补充部分维生素，包括 B 族维生素、维生素 C、维生素 D、维生素 K 等。

⑤ 补充营养素，包括硒、锌、锰等微量元素。

这个方案原本计划先试用 3 个月观察一下，令人惊喜的是，仅试用 1 周患者的身体就发生了一些奇妙变化。首先，精神状态变好了，身体变得轻盈，大便也不那么费劲了。调理半个月（以饮食调整为主）后，她的气色明显变好了，皮肤也变好了，也不抑郁了，感觉像是变了一个人。就在调理了 1 个月的时候，她突然怀孕了。

多年的流产史让她感到心慌，赶紧奔赴医院去找蔡医生。

因为怀孕3个月就流产的经历一直让她无法释怀，对于此次怀孕也没有信心，于是就在门诊上检查了HCG。结果显示，她的HCG水平居然达到了1600U/L（她以前早期的HCG只有几百）。第二天也就是末次月经后第34天，她的HCG水平竟然立刻翻倍，达到了3568U/L。她自己也很惊讶，于是每3天测一次血HCG，指标几乎是翻倍地往上跳。前几次她还担心后面HCG会降下来，但是到了第54天的时候，HCG已经达到了15万，这是以前从来都没有达到的水平。

胎心在第42天准时出现。看着B超上那个小小的跳动的心脏，她兴奋的心脏几乎都要跳出来了。怀孕第13周时她顺利通过了早孕筛查（NT检查），安全进入孕中期。这个时候的超声显示胎儿的头部到臀部的长度已经达到71mm，胎心心率是162次/分，一切都超出预料的正常。怀孕第22周时她通过了系统排畸检查，胎儿大小和羊水情况都正常。十月怀胎，一朝分娩。怀孕第37周，她自然分娩了一个可爱的女孩，体重3.25kg。

2021年，她又一次怀孕，这次又顺利生下了一个健康可爱的男孩。从婚后连续4次流产到调理身体以后连续两次怀孕成功，生下两个健康的孩子，这一切看似不可能，其实背后隐含着显著的科学道理，那就是肠道调理的重要性。

这个案例是运用肠道调理辅助备孕的第一个成功案例。开始时只是想着运用肠道菌群知识帮助她解决便秘问题和调理肠道，但是意外地发现了这个调理过程却帮助她成功怀孕，也给我们带来了极大惊喜和信心。后来我们陆续用这个理论体系帮助很多女性进行辅助备孕，都取得了极大成功。

案例二

患者，女，29 岁，结婚 5 年。2018 年妊娠后生化一次。2019 年开始做试管婴儿，移植失败 4 次。2020 年第 5 次移植成功后于第 47 天发现空囊，行人工流产。2021 年 5 月就诊于蔡珠华大夫门诊。患者平素月经规律，周期 30 天，经期 4～5 天，经量中等，伴痛经。详细询问病史，患者从小喜欢吃面包，有反复腹泻、便秘、口腔溃疡、关节肿痛、手脚冰冷、睡眠欠安表现。实验室检查示抗 α-胞衬蛋白抗体 105.89U/mL，抗 β_2-GP1 抗体 21.86ng/mL，抗波形蛋白抗体 11.08ng/mL。胰岛素释放试验提示胰岛素抵抗。考虑诊断为非典型抗磷脂抗体阳性，胰岛素抵抗。

采用地中海饮食和营养素调理（如益生菌、菊粉、维生素 D_3、辅酶 Q_{10}、姜黄素等）后，患者的腹泻、便秘有好转，大便每日 1 次、成形，口腔溃疡和关节肿痛好转，手脚温暖，睡眠良好，痛经缓解。停经后 34 天到医院检查：血 HCG 3314U/L，孕酮 21.8ng/mL，雌二醇 319pg/mL。后定期检查，在孕 6 周出现胎心，胚胎各项功能发育良好。于 2022 年 8 月 15 日剖宫产下一健康男孩。

案例三

患者，女，28 岁，患原发性不孕 2 年，内分泌检查无异常，配偶精液检查正常，输卵管造影显示通畅。就诊时候详细询问病史，了解患者上学后比较爱吃零食、外卖，有痛经史，有慢性腹泻史 5 年。近两年，反复出现口腔溃疡、关节疼痛。免疫代谢检查提示抗膜联蛋白 A5 抗体阳性，蛋白 S 阳性，蛋白 C 阳性，抗凝血酶原抗体阳性。

建议地中海饮食，同时补充维生素 D、叶酸，适当运动，规律睡眠。患者调理 3 个月后自然妊娠，并在孕 6 周检测到胎心，各项妊娠指标均正常，于 2022 年顺利分娩产下一个男孩。

第十四章 多囊卵巢综合征的调理新思路

育龄期女性的特征是每个月都有一次**成功的排卵**和周期性的月经。怀孕成功与否取决于是否有卵细胞的排出，以及子宫的内环境是否健康。

临床上有相当比例的性成熟女性无法成功怀孕。在各种可能影响成功怀孕的因素中，多囊卵巢综合征（PCOS，以下简称多囊）是最常见的一种，其发生率占育龄期妇女的5%～10%。

多囊会给女性带来很多烦恼，如青少年时期会出现月经不规则，结婚后不孕，到了中老年时期，还容易出现肥胖、糖尿病及心血管病；并且罹患子宫内膜癌的风险也大大增加。

多囊的病因不明，而且没有好的治疗手段，因而对许多女性的生活和家庭都造成了一定影响。

第一节 什么是多囊卵巢综合征

为了帮助大家了解该病，首先介绍一下现阶段关于多囊卵巢综合征的知识。

目前，要想确诊"多囊卵巢综合征"，只要符合下述三条中的两条即可。

1. 月经间隔时间长、不规律，或闭经，或月经稀发，或有不规则子宫出血等；**月经减少是指 1 年内的月经周期少于 8 次，或者无月经超过 3 个月。**

2. 雄激素水平高，或有高雄激素表现，如多毛、痤疮等。**（60% 的患者有雄激素过多的表现）**

3. B 超检查提示卵巢多囊样改变。**95% 的多囊患者有排卵异常的问题。当然需要注意，多囊卵巢**并非 PCOS 患者所特有，正常育龄期妇女中有 20% ～ 30% 也可能出现**多囊卵巢**。

排除其他能导致雄激素升高和不排卵的因素，就能够诊断"多囊卵巢综合征"。

除了以上提到的主要症状，还有一些可能的伴随症状：① **肥胖：** 多囊患者中有 30% 伴有肥胖，在美国这个比例高达 60%。这与雄激素过多、游离睾酮比例增加及雌激素的长期刺激有关。② **黑棘皮病：** 是指颈背部、腋下、乳房下和腹股沟等处皮肤出现对称性灰褐色色素沉着，如天鹅绒样、片状角化过度的病变。③ **卵巢增大：** 通过 B 超检查或者在腹腔镜直视下可见卵巢体积增大。④ **代谢异常：** 部分多囊患者会伴随代谢异常，比如胰岛素抵抗、高胰岛素血症。PCOS 女性胰岛素水平升高能使卵巢雄激素合成增加，而雄激素活性增高可明显影响葡萄糖和胰岛素内环境稳定。⑤ **胰岛素抵抗:** 60% ~ 80% 的多囊患者有胰岛素抵抗，其中肥胖的多囊患者中有 95% 有胰岛素抵抗。⑥ **糖耐量减低:** 其发生率为 23% ~ 35%，这个比例是普通女性人群的 3 倍。⑦ **糖尿病:** 其发生率为 4% ~ 10%。⑧ **血脂异常**。⑨ **多毛:** 是雄激素增高的重要表现之一，而毛发的多少和分布因性别和种族的不同而异。⑩ **女性型脱发:** 20 岁左右即开始脱发，主要发生在头顶部。⑪ **男性化表现:** 主要表现为有男性型阴毛分布，如阴蒂肥大、乳腺萎缩、声音低沉及其他外生殖器发育异常。

第二节　多囊卵巢综合征的内分泌变化

内分泌激素检查有助于诊断多囊卵巢综合征。

1. 高雄激素血症　血清总睾酮水平正常或轻度增高，通常不超过正常范围上限的 2 倍。

2. 抗米勒管激素　PCOS 患者血清中抗米勒管激素（AMH）水平明显增高。

3. 促性腺激素　非肥胖 PCOS 患者多伴有 LH（黄体生成素）比 FSH（卵泡刺激素）比值≥ 2。20% ~ 35% 的 PCOS 患者可伴有血清催乳素（PRL）水平轻度增高。

4. 其他内分泌激素　酌情检查甲状腺功能、胰岛素释放试验、皮质醇、肾上腺皮质激素释放激素（ACTH）、17- 羟孕酮等。

很显然，该疾病的发生与多种激素水平的变化有着非常密切的关系。

第三节　探究多囊卵巢综合征的发病新机理

需要注意的是，经典的疾病解剖或病理研究并没有找到PCOS真正的发病机制和治疗方法。目前的研究局限于卵巢的解剖学改变及激素水平的变化。目前，针对PCOS能够做出诊断，但是不清楚其发病机制。其治疗也局限于用雌激素等来调节，但是对于该病的常见并发症却束手无策。

面对这种情况，我们应该将眼光放远一些，或许就可以发现以往被忽略或者没有意识到的领域。

下面先从性激素和人体菌群谈起。

多囊女性的卵细胞生成过程不同于正常育龄期妇女。在卵泡生成过程中，其始祖卵泡到初级卵泡的激活并不依赖于促性腺激素（卵泡刺激素、雌激素、黄体生成激素）。

正常情况下，女性进入青春期后，卵泡发育成熟的过程是依赖于这三种促性腺激素的刺激的。女性每月一次的排卵是由黄体生成素（LH）激发的，而黄体生成素的分泌高峰是由雌激素诱导的。生理学研究发现，女性体内的雌激素合成是分两个阶段实现的。第一阶段是在卵泡的内膜细胞里，胆固醇在黄体生成素的协助下先产生雄激素；第二阶段是雄激素通过扩散进入颗粒细胞，在卵泡刺激素（FSH）的作用下转变成雌激素。（女性体内也有男性的雄激素，而且雄激素可以转变成雌激素。同样，男人体内也有女性的雌激素）

女性的雄激素主要为睾酮和雄烯二醇，它们大部分来自肾上腺，少部分来自卵巢。我们前面已经提到，部分患者，比如非肥胖 PCOS 患者多伴有 LH/FSH 比值≥2 和雄激素过高。

如果 LH/FSH 比值≥2，则意味着体内用于诱导雄激素的 LH 过高，而将雄激素转变成雌激素的 FSH 较少。因而患者体内会有较高的雄激素，雌激素则相对较少，所以对子宫内膜增厚的刺激性不强，不容易实现排卵。而且雄激素过多会对雌激素产生拮抗作用。

这也可以解释部分 PCOS 患者的月经减少，甚至闭经的原因。

一、性激素和肠道菌群之间的关系

PCOS 与性激素分泌异常关系密切，那么性激素与肠道菌群又有什么关系呢？调理肠道对 PCOS 患者的性激素水平是否有影响呢？

很多研究发现，雌性和雄性动物体内的细菌组成是有显著区别的。这种现象在男人和女人身上也同样存在。这种性别上的肠道菌群差异会导致胃肠道炎症的差别、系统免疫力的差别，以及对炎症性疾病易感性的差别。

雌性和雄性动物在青春期以前其肠道菌群组成基本上没有区别。但是进入青春期以后，其共生微生物组成比例开始发生变化。换言之，这种肠道菌群的性别差异并不是一开始就有的，而是到青春期之后才出现的。如果消除性激素差异，则这些不同性别生物的肠道菌群组成就不会有较大差异，而是变得十分相近。这也就说明性激素对微生物具有特别的影响。

当然，这种影响并不是单向的，而是双向的。因为微生物反过来也可以影响性激素的水平。比如，有研究发现，微生物可以增加雌性动物的睾酮浓度（肠道菌群多样性降低），但是会减少雄性动物的睾酮浓度。这听起来很奇怪，但却是事实。换言之，在不同性别的动物，对微生物进行同一操作，可以增加雌性的雄性激素，但是却减少雄性的雄性激素。其中的机理目前还不太清楚。

肠道细菌的这种改变还可以影响人的行为方式，也就是说，人行为上的异常有可能来源于肠道细菌的改变。肠道菌群还可以通过调节非卵巢来源的雌激素的肠肝循环，进而影响血液中的性激素水平。性激素再进一步影响身体的其他功能。

已知性激素有很多免疫学效应，如雌激素有促炎效应，雄激素有抗炎效应。胃肠道的细菌可以影响雄性动物的性激素水平，进而改变自身免疫病的易感性。雄激素反过来也同样影响狼疮动物体内的细菌组成比例，从而阻止动物狼疮的进一步发展。

比如就促炎细菌而言，男性是以乳杆菌科的细菌居多；女性则是以瘤胃球菌和立克菌为主。

用广谱抗生素处理过的仓鼠，不仅可以影响其肠道菌群，还会产生明显的行为性别差异。比如雄性仓鼠必须要用两种广谱抗生素才可以显著降低其攻击行为，但是雌性仓鼠只需要一种抗生素就可以显著降低其攻击行为。

这种微生物和性别之间的影响和作用相互交织的现象是近些年的新发现，目前有一个新词用来说明这种现象，叫作菌群性别组学（Microgenderome）。这个词不太容易理解，本意是指性激素和肠道菌群之间有潜在的双向作用。就像我们前面提到的，性激素可以影响肠道菌群的组成，反过来肠道菌群也可以影响性激素水平。

二、性激素和代谢之间的关系

性激素不仅会影响肠道菌群的组成，同样也会影响人体的代谢。代谢所带来的变化也会影响性激素水平。

我们前面提过，PCOS 患者存在代谢紊乱，如心血管疾病、2 型糖尿病、血脂异常、肥胖症等疾病。这种代谢紊乱，有可能是性激素变化所致的。

对细菌的代谢组学分析显示，不同性别的微生物组成可以造成差异性的代谢结果，比如短链脂肪酸水平在不同性别间是不同的。但是如果用雄激素受体抑制剂治疗就可以消除这种差异。这个结果说明，雄性激素可以造成短链脂肪酸的代谢差异。

雄激素过多还可以诱导腹部脂肪沉积，后者反过来使胰岛素抵抗更加严重，继而导致高胰岛素血症，最后再增加卵巢的雄激素释放，形成一个完整的恶性循环。

胰岛素抵抗是 PCOS 患者非常常见的一个症状，有 60% ～ 80% 的患者存在胰岛素抵抗。除胰岛素敏感性下降之外，PCOS 还有胰岛 B 细胞功能异常。机体为了代偿会分泌更多的胰岛素，形成高胰岛素血症。

反过来，大剂量的胰岛素又可以增加 PCOS 女性的雌激素和孕酮的产生。卵巢中胰岛素过多可以增加颗粒层细胞对 LH 的反应，刺激雄激素分泌。

血脂异常可以使患者的糖耐量异常、代谢综合征恶化，也让患者更容易发生糖尿病。研究发现，有些在最初血糖水平正常的肥胖女性以后会发展成糖耐量异常。比如澳大利亚曾经有一项接近 10 年的追踪研究，结果发现最初血糖水平正常的肥胖症患者中有 9% 在后期会发展成糖耐量异常，另有 8% 发展成了糖尿病。

如果用二甲双胍治疗糖尿病，其在改善肠道菌群构成比例的同时，还可增加胰岛素的敏感性，增加卵巢中固醇类物质的产生。临床上的确发现，长效二甲双胍治疗 PCOS 患者可以增加其排卵速度，改善月经周期，降低雄激素水平。

越来越多的证据显示，PCOS 是一种代谢病。代谢与饮食有关，因为所有代谢的原料从根本上看都来自食物。食物里有可以被人体消化吸收的部分，也有不能被人体消化的部分。如果进食的可消化食物超过小肠的利用极限，就会让部分可消化食物进入大肠，并且被大肠内的细菌利用，导致这些细菌大量繁殖。

如果淀粉类食物进入大肠就会刺激坏细菌大量生长，而坏细菌的疯狂滋生会带来很多健康问题。比如革兰阴性菌产生的脂多糖可以穿过肠道壁上的漏洞进入血液循环，诱发低强度的慢性炎症。

尽管胎儿是在母体内孕育成长的，但是对母体而言，胎儿仍然是异物。如果母亲的免疫系统不加以区别地试图消灭这个"异物"，其结果必然是导致流产。

当然，人类能够繁衍至今，自然不会让这样的情况发生。因为人体有自己独特的机制，不会让免疫系统将胎儿标记为"欲除之而后快的异物"，这就是免疫耐受。

从胚胎在子宫内定居开始，在母亲和胎儿之间就产生了一个缓冲带，即"母－胎界面"。它主要是由胚胎来源的滋养细胞、母体来源的蜕膜基质细胞和蜕膜免疫细胞三部分组成的。这些细胞之间通过各种细胞因子、激素等化学分子进行高频率的对话，共同构筑一个特殊的内分泌 – 免疫微环境。

胚胎细胞会告诉母体细胞："不要驱赶我，我是你的亲人。"母体的免疫细胞接收到这个信息后，就会默认对方不是敌人，因此不会加以攻击。

但是在某些情况下，如母体的免疫力出现异常，位于"母 – 胎界面"的免疫细胞和胎儿的细胞之间的对话出现障碍，导致免疫细胞通过自身和多种免疫因子对胎儿发动攻击，最终就会导致胎儿停止发育，妊娠终止而流产。

我们在前面几章里有介绍过，肠道菌群失调可以导致免疫系统异常，这种情况如果发生在孕妇身上，那么造成流产就不是意料之外的事情了。

因此在这种情况下，通过调理肠道菌群就可以大大改善免疫系统功能，使之恢复正常，也就不会攻击胎儿了。

第四节　多囊卵巢综合征的调理新方法

PCOS 的病因尚不明确，传统上缺乏有效的治疗方案，目前主要以对症治疗为主，且需要长期的健康管理。PCOS 患者的治疗通常采取个体化对症治疗措施，以达到临床症状缓解、生育问题解决的目的。

1. 生活方式干预

（1）饮食控制：坚持低热量饮食。

（2）运动：可有效减轻体重和预防体重增加。

（3）行为干预：加强对低热量饮食计划和运动措施的依从性。

2. 调整月经周期

（1）周期性使用孕激素：患者的首选，也可用于育龄期有妊娠计划的 PCOS 患者。

（2）口服短效复方避孕药。

3. 治疗高雄激素血症　缓解高雄激素血症是治疗的主要目的。

4. 调整代谢异常　适用于有代谢异常的 PCOS 患者。

（1）调整生活方式、减少体脂。

（2）应用降血糖药物，如二甲双胍、吡格列酮、阿卡波糖等。

5. 促进生育　诱导排卵、体外受精（胚胎移植）。

本节我们将要介绍的是新的调理方法，也就是通过调理肠道菌群来改善多囊卵巢综合征。在这个方面，我们有多个成功案例，可以供大家参考。

通过前面的介绍我们知道，肠道菌群失调和多囊卵巢综合征有着非常密切的关系，因此我们可以通过调理肠道菌群来间接治疗多囊卵巢综合征。任何可以纠正肠道菌群失衡的方法都有可能改善多囊卵巢综合征。

简单描述一下我们主要的调理策略：① 剔除导致食物不耐受症状的食物。② 多吃蔬菜、水果，多吃富含纤维素的食物。③ 服用消化酶增加消化力，减轻肠道炎症。④ 多吃酸奶、坚果、白肉（鱼肉、鸡肉）。瘦弱的人可以适度吃红肉。⑤ 用益生菌和菊粉调理肠道。⑥ 补充维生素和微量元素。⑦ 加强锻炼可以改善代谢和激素水平。（具体方法参考第十一章内容）

前面讲了这么多，那么在临床上究竟怎样可以验证我们的理念是否正确呢？基于我们的理念设计出来的调理方法是否有效？这里提供三个典型案例供大家参考。

案例一

患者，女，30 岁，身高 168cm，体重 100 斤，备孕 3 年，生化妊娠 2 次，诊断为多囊卵巢综合征、胰岛素抵抗。为了生育，她的花费不计其数，且承受巨大精神压力。

肠道健康指数测试显示其为中度失调，于是她开始了前后约 8 个月的饮食调理。除了食用前面提到的符合要求的食物外，她还服用了消化酶、益生菌和益生元来调理肠道菌群。以前她经常消化不良、呃逆、反胃，但是吃了消化酶之后就很少出现这些情况了。2020 年 3 月，她去医院做了相关检查，显示其除了胰岛素抵抗外，其他检查结果均正常。

2020 年 5 月，她在医生的指导下促排卵，这是她备孕 3 年以来第一次获得成熟的卵泡，卵泡直径 22mm。她说：当她看到 B 超结果的时候都不敢相信，自己居然有这么漂亮的卵泡。更让她惊喜的是她一次促排就成功怀孕了，简直不可思议。她回忆说：当她和老公看到宝宝胎芽、胎心的时候都激动得落泪了。她听从了我们的建议坚持吃益生菌、多吃五谷杂粮，体重控制得很好，于 2021 年顺利诞下一个女孩。

案例二

患者，女，23 岁，身高 158cm，体重 72.5kg，体形偏胖。患者便秘近十年，每次解大便都很费力，经常便血，而且脱发，皮肤经常长痘，月经周期不规律，周期 20 ~ 40 天，经期 5 ~ 7 天，经量中等，无痛经。医院诊断为多囊卵巢综合征、胰岛素抵抗、免疫紊乱。这样的情况持续了近十年，她曾经尝试过各种减肥方法，都没有成功。

患者于 2019 年和 2021 年分别怀孕 1 次，但都在孕 7 周左右时自然流产了。2021 年自然流产时检查胚胎染色体显示 22 号染色体有三条。2021 年 3 月，患者检测睾酮水平（2.51nmol/L）高于正常值，胰岛素释放试验显示口服葡萄糖后 3 小时胰岛素水平高于正常值；夫妻双方染色体核型分析正常。

我们为她制定的调理建议是运动＋肠道调理。饮食原则为

RMB饮食，即少吃甚至不吃米面，主食改为五谷杂粮，多吃蔬菜、鱼，同时服用酸奶和益生菌。患者体重稳步下降，不再有脱发的现象，痘痘也不长了，皮肤也变得细腻了。调理3个月后，患者体重减轻14.5kg；月经周期开始变得规律，周期约30天，经期5～6天，经量中等；胰岛素释放试验显示3小时胰岛素水平已经接近正常值；睾酮水平也降到1.61nmol/L。考虑患者病情明显好转，建议其开始备孕。

2021年8月，患者住院保胎，住院期间予以调节免疫及抗凝治疗，在孕6周时出现胎心，顺利通过NT检查和孕中期的排畸检查。患者孕期大便通畅，心情轻松、舒畅，于2022年4月顺利产下一个女孩。

案例三

患者，女，26岁，身高160cm，体重54.5kg。患者于2020年和2021年分别生化妊娠1次（HCG值比较低，两次都在500U/L以下）。2021年4月，患者来蔡医生门诊就诊，检查显示同型半胱氨酸10.2μmol/L，维生素D低于正常值，胰岛素释放试验提示有胰岛素抵抗。因此诊断为多囊卵巢综合征、胰岛素抵抗、低维生素D血症。

建议其运动＋肠道调理。饮食为RMB饮食，不吃米面，以五谷杂粮粥为主食，结合运动，补充维生素D、叶酸、甲钴胺和维生素 B$_6$。2021 年 7 月，患者复查胰岛素释放试验，结果较前明显好转。但此时患者意外怀孕，考虑其病情已明显好转，故建议其保胎。2021 年 8 月 20 日，在蔡医生门诊予以对症支持治疗。保胎过程中患者各项指标正常，顺利进入孕中期。2022 年 4 月，患者顺利产下一个男孩。

以上三个妊娠成功的案例都是采用饮食疗法改善肠道菌群、减轻肠道炎症和增加营养供应后实现的，希望对有类似问题的女性能提供一点帮助和借鉴。

第十五章　自身免疫病的调理

自身免疫病"双煞"——系统性红斑狼疮和抗磷脂综合征。

我国系统性红斑狼疮的发病率是比较高的，已经达到了西方国家的 2 倍。我国系统性红斑狼疮患者的总数已达 100 万人，其中女性患者人数是男性的 10 倍。系统性红斑狼疮的平均发病年龄为 29.2 岁。

第一节　让人害怕的系统性红斑狼疮

红斑狼疮作为一个独立的病名首次出现是在 160 多年前，那时这个疾病还不等于现在的系统性红斑狼疮（systemic lupus erythematosus，SLE）。

1851 年，法国医生 Pierre Cazenave 发现有一些患者会出现皮肤病变，但是原因并非感染，遂将其命名为"红斑狼疮"。"狼疮"（lupus）一词来源于拉丁语，因红斑狼疮患者的皮疹仿佛被狼咬伤一样而得名。在当时，红斑狼疮还是很可怕的，很多被确诊的人往往很快就会死去。

红斑狼疮是一位可怕的"超级模仿者",因为它总是被误认为其他疾病,所以在早期很难确诊,一旦被诊断出来,也就到了生命末期,所以显得很可怕。现代的诊断技术进步很快,在早期就可以及时确诊和干预,因此患者可以更好地生存下来。

这个病是很"青睐"女性的,在世界各地都一样,女性的平均发病率大约是男性的 9 倍。这一性别差异到目前为止还不知道是什么原因。

红斑狼疮很多变,几乎**没有任何两个红斑狼疮患者的症状是完全一样的**,总会有不同的表现。而且它会累及几乎全身所有的器官和系统,所以后来又给这个疾病加上了"系统性"三个字,就变成了现在的名字——**系统性红斑狼疮**。

目前已知系统性红斑狼疮是一种"自身免疫病",也就是患者体内的免疫系统会对自身的成分进行攻击(而这种情况在正常状态下是不应该发生的),包括自身细胞的核小体、双链DNA、磷脂等成分。

系统性红斑狼疮是一种慢性疾病,可以波及人体所有的器官和系统,而且不同人受到影响的部位不同,因此症状也千差万别。其影响面之广,在其他疾病中是看不到的。

之所以我们前面说"**没有任何两个红斑狼疮患者的症状是完全一样的**",是因为红斑狼疮的症状变化很大,而且来去无影踪,有些症状出现后很快就消失了,未来还可能再次出现;有的症状可能慢慢出现；有的症状较轻，有的症状较重。总之，红斑狼疮非常多变，看起来就像是狡猾的魔鬼一样。

一、临床表现

系统性红斑狼疮的首发症状有血液系统异常（56.1%）、关节炎（54.5%）、蝶形红斑（47.9%）、肾病（47.4%）和发热（37.8%）等。

从症状的轻重来看，系统性红斑狼疮可以分为轻型（皮肤损害型）和重型（系统型）。

最初的症状可能包括发热、身体不适、关节痛、肌肉痛、疲劳。这些症状也同样见于其他疾病，因此经常被误诊。

有的人则会出现更加严重的症状，诸如头痛、眩晕、行为改变、视力问题、中风、脉管炎、脱发、呼吸困难、水肿、腹痛、恶心呕吐、胸痛、白细胞减少、贫血、口腔溃疡、光敏感、干燥综合征；也有许多人有记忆力下降、表达困难等。

下面按照人体的全部生理和解剖系统来描述系统性红斑狼疮患者的相应症状（不得不说，这在其他疾病里几乎是不可能出现的）。（图 15-1）

1. 神经系统症状 头痛、眩晕、行为改变、记忆力下降、表达困难、认知障碍、情绪性疾病、脑血管疾病、癫痫、焦虑、抑郁、无菌性脑膜炎等。神经心理综合征也可能会发生，它是由于红斑狼疮影响神经系统引起的。红斑狼疮患者的死亡和伤残有很大因素源于神经方面的病变，其中的一个病理改变是血脑屏障上皮细胞的严重损害，而许多疾病可以由此诱发。

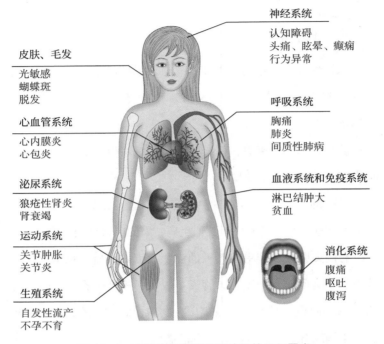

皮肤、毛发
光敏感
蝴蝶斑
脱发

心血管系统
心内膜炎
心包炎

泌尿系统
狼疮性肾炎
肾衰竭

运动系统
关节肿胀
关节炎

生殖系统
自发性流产
不孕不育

神经系统
认知障碍
头痛、眩晕、癫痫
行为异常

呼吸系统
胸痛
肺炎
间质性肺病

血液系统和免疫系统
淋巴结肿大
贫血

消化系统
腹痛
呕吐
腹泻

图 15-1　系统性红斑狼疮所波及的组织器官

2. 泌尿系统症状　无痛性蛋白尿或者血尿可能通常仅有肾脏症状，有人会出现膜性肾小球肾炎。狼疮性肾炎会导致急性或者终末期肾衰竭。

3. 心血管系统症状　红斑狼疮可引起心包炎、心肌炎、心内膜炎、血管壁炎症。心内膜炎是非感染性的，涉及二尖瓣或三尖瓣。动脉粥样硬化也同样会发生。

4. 血液系统症状 常见的症状有白细胞减少、贫血。在儿童红斑狼疮患者中贫血很常见，约见于 50% 的患儿。

5. 呼吸系统症状 红斑狼疮可以引起胸痛，也有可能会导致肺炎、慢性间质性肺病、肺动脉高压、肺淤血等。50% 的红斑狼疮患者会有肺病表现。

6. 运动系统（肌肉、骨骼、关节）症状 手关节、腕关节疼痛常是红斑狼疮患者就医的主要原因。有 90% 以上的红斑狼疮患者会出现关节和肌肉疼痛。不同于风湿性关节炎，狼疮性关节炎不太伴有功能丧失，也不太会严重破坏关节。狼疮性关节炎患者出现手脚变形者只占不到 10%。结缔组织炎症，如软骨炎症有时会发生。

7. 生殖系统症状 红斑狼疮可以引起自发性流产，这种流产通常是良性和自限性的。新生儿狼疮常出现于其母亲患有红斑狼疮的情况，最常见的症状是皮肤皮疹（类似于盘状红斑狼疮），有时候有系统性的异常，比如肝脾肿大。

8. 消化系统症状 食欲不振、腹痛、呕吐、腹泻、便秘、肝功能异常。

9. 内分泌系统症状 维生素 D 缺乏非常常见。相对于正常人，红斑狼疮患者罹患内分泌疾病的概率更大。英国的一项研究发现，红斑狼疮患者共患内分泌疾病的概率是 7.76%。其中常见的内分泌疾病有甲状腺功能减低症、2 型糖尿病、甲状腺功能亢进症。

10. 免疫系统症状 ① 从广义上讲，皮肤和黏膜也属于免疫系统的一部分。红斑狼疮患者常见脱发、口腔溃疡、鼻腔溃疡、皮肤损害和淋巴结肿大等。② 特异性免疫系统明显异常。各类免疫系统功能异常有助于诊断 SLE，如抗 Sm 抗体、抗双链 DNA 抗体、抗核小体抗体等。

从以上列出的症状可以看出：红斑狼疮对身体的全部生理系统都会产生影响，也难怪被称为"系统性红斑狼疮"。

位于红斑狼疮前四位的致命因素依次为感染（33.2%）、肾脏疾病（18.7%）、狼疮性脑病（13.8%）、心血管疾病（11.5%）。

二、诊断

美国风湿病学会 1997 年推荐的《系统性红斑狼疮分类标准》（表 15-1）包括 11 项内容，具体如下。

表 15-1　ACR1997 年 SLE 分类标准

1. 颊部红斑	固定红斑，扁平或稍突起，在两颧突出部位
2. 盘状红斑	片状高起于皮肤的红斑，黏附有角质脱屑和毛囊栓，陈旧病变可发生萎缩性瘢痕
3. 光过敏	对日光有明显反应，引起皮疹，从病史中得知或医生观察到
4. 口腔溃疡	经医生观察到的口腔或鼻咽部溃疡，一般为无痛性
5. 关节炎	非侵蚀性关节炎，累及 2 个或更多的外周关节，有压痛、肿胀或积液

（续表）

6. 浆膜炎	胸膜炎或心包炎
7. 肾脏病变	尿蛋白定量（24 小时）> 0.5g 或（+++），或管型（红细胞、血红蛋白、颗粒或混合管型）
8. 神经病变	癫痫发作或有精神疾病，除外药物或已知的代谢紊乱
9. 血液病	溶血性贫血，或白细胞减少，或淋巴细胞减少，或血小板减少
10. 免疫学异常	抗 dsDNA 抗体阳性，或抗 Sm 抗体阳性，或抗磷脂抗体阳性（包括抗心磷脂抗体、狼疮抗凝物，以及持续 6 个月的梅毒血清试验假阳性三者中至少一项阳性）。
11. 抗核抗体	在任何时候和未用药物诱发"药物性狼疮"的情况下，抗核抗体滴度异常

符合其中 4 项或 4 项以上，即可诊断为系统性红斑狼疮。

所以，并不是全部症状都具备才能诊断为系统性红斑狼疮，只需要符合其中一部分就可以了。

既然系统性红斑狼疮是自身免疫病，那么肯定会有自身抗体出现。研究发现，系统性红斑狼疮患者的自身抗体非常多，最多者甚至可以达到 180 种。但其中常见的抗体并不多，可能只有几种，包括抗 Sm 抗体、抗 SSA/Ro 抗体、抗 SSB 抗体、抗双链 DNA 抗体，以及抗核酸相关蛋白抗体。这是因为在系统性红斑狼疮患者体内，其自身反应性的 B 细胞数量增多、活性增加所致的。

另外，有 40% 的系统性红斑狼疮患者的抗磷脂抗体也呈阳性，我们会在后面对其进行详细论述。

系统性红斑狼疮的病理学改变包括膜性肾小球肾炎，其是由于免疫复合物沉积在肾小球基底膜所致的。1948 年，曾有人发现了红斑狼疮细胞，不过这并不是特异的，因为该细胞在其他疾病中也存在，并且不总是出现在红斑狼疮患者体内。

三、发病机理

作为自身免疫病，红斑狼疮是怎样被诱发的呢？只有知道这个病是怎么发生的，才有可能找到治疗的方法。

遗憾的是，现在并不太清楚初始的抗原究竟来自哪里。目前推测可能的病因有几种：一是体内有一些与人体细胞成分相似的细菌或者病毒成分，诱发了免疫反应。但是这个理论没有办法解释组蛋白抗体、核小体抗体的存在，因为细菌并没有这些成分。二是人体的细胞成分作为直接抗原。三是部分动物细胞成分可能会穿过肠道（比如在发生肠漏的情况下）激发免疫系统发生反应。

这个病在女性多发的原因也不清楚，除了女性的雌激素和其他性激素不同于男性，还有一个较大的可能性，就是女性阴道结构的特殊性，使得其内会潜藏着形形色色的细菌或者其他微生物。

人体内的微生物种类非常多。通常情况下，人体和微生物是和谐共处的。人体的免疫系统并不会不加区别地胡乱灭杀，但是它会鉴定和阻止那些具有潜在威胁的成分。正常情况下，免疫系统对自身的成分基本上能够耐受，也就是说，不会把自己身体的组分当作坏蛋消灭掉。

但是对于它们无法识别的成分，免疫系统会将其标记为"坏成分"，哪怕它其实就是人体的组成成分之一，但是因为处于细胞内部，免疫系统无法识别，所以也就不认为是"自我"的组分。

人体细胞是会衰老的，是有寿命的，当它死亡的时候，细胞就会裂解，其内部的细胞成分（如磷脂、DNA、核小体、组蛋白等）就会被释放出来。如果细胞成分不能在短时间内迅速降解，就会被免疫系统抓住，然后由 T 淋巴细胞和 B 淋巴细胞合作将其消灭。

一般情况下，由小部分细胞成分诱发的这种反应是生理性的，它的主要目的是清除体内衰老、凋亡的细胞，反应程度也比较微弱。

假如由于某种原因，自身成分的抗原性过强，就会激发明显或强烈的自身免疫反应，这就属于病理反应。绝大多数自身免疫病的这种反应都是病理性的。在这种情况下，有些初始抗体，如抗磷脂抗体就会首先破坏正常细胞的细胞膜，然后诱导细胞死亡，随后导致过多的细胞死亡和暴露出更多的细胞内成分，由此出现更加严重的免疫反应。

另外，如果人体有肠漏，那么就可以推测尚未完全消化的食物细胞组分有可能会穿过漏孔进入血液，诱发免疫反应，导致人体产生能够伤害自身细胞的抗体，从而引起自身免疫病。

这种免疫反应首先会激活自身反应性 T 细胞，后者又反过来激活自身反应性 B 细胞，并且随之产生多种抗体。这些抗体和自身抗原结合在一起就会形成免疫复合物，沉积在外周组织，激活补体系统，最后诱导信号释放，吸引更多的自身免疫反应细胞（包括单核巨噬细胞、树状细胞、淋巴细胞等），使其被募集到外周组织，激发炎症，导致慢性炎症。

目前已经发现，红斑狼疮患者的 CD_8^+T 细胞和 NK 细胞功能失调，不能抑制 CD_4^+T 细胞。因此在 CD_4^+T 细胞的刺激下，B 细胞持续活化而产生抗体。T 细胞的功能异常会导致新抗原不断出现，使得自身免疫持续存在。

红斑狼疮患者的 B 细胞分化和活性不正常，使得自身反应性 B 细胞的清除受阻。B 细胞活性增加可以导致多克隆的高球蛋白血症，产生多种多样的自身抗体，进而识别核抗原、组蛋白、DNA 等。

也有人认为，位于细胞核内的核小体可能是红斑狼疮的始动抗原。不过我们并不认同，因为这个观点无法解释抗体是怎样穿透细胞膜进入细胞内部识别胞内抗原的。

第二节　红斑狼疮的伙伴——抗磷脂综合征

作为自身免疫病的另外一"煞"——抗磷脂综合征经常和红斑狼疮一同出现。有统计显示，大约有 40% 的红斑狼疮患者体内有抗磷脂抗体。根据一项 20 年的跟踪研究发现，抗磷脂综合征患者中有 50% ～ 70% 会进展为红斑狼疮。这一比例是非常高的。

那么磷脂是什么呢？磷脂是脂肪的一种，其本身含有磷元素。所有细胞的细胞膜上都有大量的磷脂成分，包括血细胞、血管平滑肌细胞等。

抗磷脂综合征的核心是抗磷脂抗体的产生，那么抗磷脂抗体是如何产生的呢？这个过程很复杂，目前还不太清楚。一般认为，"分子模拟"是最有可能的原因，它能够把感染和抗磷脂抗体及其临床表现联系在一起。分子模拟代表着外来抗原和自身组分在结构和功能上极其相似。抗磷脂抗体包含一个自身抗体大家族，抗原是带负电的磷脂或者磷脂 - 蛋白质复合物。

目前已知的抗磷脂抗体有三种：第一种不需要其他因子就可以结合带负电的磷脂（如心磷脂）；第二种需要其他辅助因子（如 β_2 糖蛋白 1）的帮助才能结合磷脂；第三种可以直接结合辅助因子蛋白，甚至都不需要磷脂成分。

当然，出现抗磷脂抗体并不意味着就是抗磷脂综合征，它们也可以发生于其他疾病，包括其他自身免疫病、感染、疫苗接种等。

抗磷脂抗体和带负电的磷脂成分结合，会诱发炎症反应，引导白细胞吞噬消灭抗原。炎症的持续存在会导致免疫系统对抗原进行持续性攻击，其结果是导致带有抗原的细胞死亡，而死亡细胞可能会进一步促进自身免疫反应的发生。

如果这种免疫反应发生在血细胞上，就会破坏血细胞，导致其数量减少。如红细胞被破坏，就会导致贫血；如果发生在血小板上，就会出现血小板减少，从而导致轻至重度的出血或者动静脉血栓，进而损害某些器官的功能。

这是比较严重的情况。但现实是并非全部的反应都是这样发生的，有些人会有抗磷脂抗体，但是却没有任何症状。所以检测到抗磷脂抗体并不意味着就是抗磷脂综合征。既有抗磷脂抗体又有症状才能诊断为抗磷脂综合征。

抗磷脂综合征的临床表现很复杂，常见的症状有复发性动静脉血栓、流产等。目前已知抗磷脂综合征是许多疾病的主要致病因素，包括深静脉血栓、中风、心肌梗死、流产、癫痫和健忘。依血栓发生的部位不同和程度不同，其对组织、器官的影响也不同。如果血栓发生在心、肺、脑，程度较轻可能会导致功能障碍，程度加重则可能危及生命。

所以，目前很多科室都非常重视这个疾病。对产科来说，这个疾病的发生，最常见的表现就是流产和早产。目前在我国这个疾病的发病趋势越来越高，非常值得深思。

抗 β₂ 糖蛋白 1 抗体、抗心磷脂抗体和狼疮抗凝物抗体被认为是导致抗磷脂综合征患者发生血栓和流产的危险因素。红斑狼疮患者的血液中也存在抗自身磷脂成分的抗体，与此相关的异常表现包括凝血酶原时间延长，这些症状合称为"狼疮抗凝阳性"。

第三节　自身免疫病可以这样调理

目前，对于自身免疫病的西医治疗方法基本上是对症治疗，并没有有效的措施。其常规的治疗药物包括非甾体类抗炎药（NSAIDs）、皮质激素类药物（如可的松、泼尼松）、免疫抑制剂（如环磷酰胺、环孢素、羟氯喹、甲氨蝶呤）等。基本上所有的治疗药物都是围绕着抑制免疫系统和减轻炎症来使用的，所有这些措施都是治标不治本的。目前其致病原因还没有找到，所以很难真正地实现治本。

当然，这并不是说得了这个病就意味着不治。目前的研究显示，这个病的生存率还是很高的。国内的研究发现，该病的 10 年生存率达 89%。不过需要注意的是，有些人在使用激素后会发胖，尤其是脸，甚至会出现骨质疏松。

相较于传统的治疗方法，我们更推荐应用以下这些功能医学疗法治疗自身免疫病。

1.肠道菌群调理＋个性化饮食　其基本原则是不给坏细菌提供粮食，尽力压缩坏细菌的生存空间。肠道菌群调理即采用RMB饮食（见第十一章）。个性化方案的制定，首先必须获得肠道敏感检测的数据，然后剔除特别敏感的食物，这样就可以减少特定食物对身体的伤害。合适的食物可以让肠道菌群结构更加合理。我们有多个患者在采取RMB饮食调理之后，自身抗体的指标得到了逆转，说明其有效。

2.修复肠漏　肠漏问题在自身免疫病患者中很常见，因此修复肠漏是很有必要的。除了前面提到的个性化饮食，还可以使用谷氨酰胺为肠道上皮提供营养，促进肠道上皮细胞的修复。

3.适度补充维生素D　自身免疫病发生维生素D缺乏的情况很多，所以补充维生素D也是需要的。

4.补充鱼油　有研究发现,EPA/DHA补充剂在使用12～24周后可以有效提升呼吸、骨骼、肌肉和神经的功能。

5.适度的体育锻炼　携带抗磷脂抗体的红斑狼疮患者应该采取一种健康的生活方式。现已证明，每周3次、每次半个小时的有氧运动可以减少心血管疾病的发病风险。

红斑狼疮和抗磷脂综合征都不是简单的疾病，因此对其治疗一定是一个持续的长期的过程，无论采取何种方案，持之以恒都很重要。

案 例

患者，女，31 岁，结婚 7 年，复发性流产，仅在婚后第一年怀孕 1 次，但于孕 50 天时生化流产，后再未自主怀孕。诊断为抗磷脂综合征、不孕症。她的抗 β_2 糖蛋白 1 抗体达 400U/L，远远超过正常值；而抗凝血酶原抗体、抗心磷脂抗体、抗 β_2 糖蛋白 1 结构域 1 抗体、抗膜联蛋白 A2 抗体、抗膜联蛋白 A5 抗体、抗磷脂酰乙醇胺抗体、抗内皮细胞抗体、抗蛋白 C 抗体、抗蛋白 S 抗体、抗甲状腺微粒体抗体等均呈阳性。

患者身高 165cm，体重 53kg，BMI 19.47kg/m^2，肠道健康指数为 6（属轻度失调）。既往有腹泻、过敏史，月经不调，痛经较严重。患者经历过 1 次自然怀孕后的几年一直不能自主怀孕，无奈之下，不得不借助于辅助生殖技术，并先后做过 9 次试管助孕。遗憾的是，在 9 次胚胎移植中，仅有一次成功着床。为了保胎，她用了许多免疫辅助药，但是在孕 50 天时，再次失败。

在了解了患者的情况之后，我们对她进行了常规的肠道调理和营养调理，使用了益生菌、消化酶、B 族维生素、维生素 D_3、姜黄素等来辅助调理。调理 2 个月后，抗体检测显示其中几项自身抗体指标有明显改善，如抗 β_2 糖蛋白 1 抗体已降至 142U/L，抗凝血酶原抗体由 40U/mL 降至 24U/mL。这足以说明，调理对其自身免疫病的改善有一定帮助。

我们原本想让她多调理一段时间再备孕，但因患者年龄渐大，所以在调理仅仅 2 个月之后就开始促排卵了。但是这次她竟然很快成功了，胚胎顺利着床，HCG 翻倍正常，到孕 7 周的时候 HCG 竟然史无前例地到了 10 万以上。2021 年 5 月，她成功产下一个男孩，终于实现了做妈妈的梦想。

许多自身免疫病患者，包括抗磷脂综合征、桥本甲状腺炎等的患者，都会面临生育困难的问题，其中免疫系统的异常是最大的因素。毕竟，自身抗体的存在说明机体的免疫系统连自身的成分都会攻击，那么作为有一半外来抗原的胚胎，就更有机会遭到免疫系统攻击了。

这个案例的成功说明，不孕症患者的免疫系统在调理以后可以得到很大改善，足以包容其孕育一个胎儿；同时也可以验证，肠道菌群的改善对于免疫系统的影响是非常大的。

第十六章　桥本甲状腺炎的调理

甲状腺是第一个被发现的内分泌腺体，也是第一个被用于临床治疗内分泌疾病的内分泌腺体。早在 19 世纪中后期，人们就发现可以用甲状腺粗制品来治疗甲状腺功能减退的问题。人们对甲状腺炎症的认识也很早。1912 年，一个叫桥本策的日本医生描述了一种甲状腺疾病：患者的甲状腺有淋巴细胞浸润、纤维化和组织萎缩，部分腺细胞有嗜红性改变。这种疾病后来被命名为桥本甲状腺炎（Hashimoto thyroiditis，HT）。

目前已知，桥本甲状腺炎（以下简称"桥本病"）是一种自身免疫病，是被公认的最常见的自身免疫病和最常见的内分泌疾病。

其实直到 19 世纪 50 年代，桥本病都被认为是一种罕见病，但它实际是一种常见病。有研究估计，桥本病的全球发病率可能高达 10% ～ 12%，其中以 30 ～ 50 岁的女性发病率最高。女性的发病率是男性的 10 ～ 20 倍。在美国，桥本病在 18 ～ 24 岁女性中的发病率为 4%。在日本，桥本病在 6 ～ 18 岁儿童中的发病率为 3%。而实际上，桥本病的发病人数可能远高于临床确诊的病例数。

第一节　甲状腺个头虽小功能强大

甲状腺位于人的颈部，气管前方，呈"H"形（图16-1）。女性甲状腺的平均重量为25g，男性略重。甲状腺内有大约300万个功能单位，也就是滤泡。滤泡的大小在100～500μm，里面为腺泡腔，其内充满了由腺泡上皮细胞分泌的胶质。胶质的主要成分为甲状腺球蛋白（TG）。甲状腺过氧化物酶就位于腺泡上皮细胞内。大家注意两个蛋白——甲状腺球蛋白（TG）和甲状腺过氧化物酶（TPO），它们都可以作为抗原刺激身体的免疫系统产生抗体。

甲状腺的主要功能就是聚积碘和分泌甲状腺激素。甲状腺腺泡细胞的基底膜外侧含有钠/碘同向转运蛋白（NIS），可以把碘泵入细胞内。因为细胞外的钠离子浓度远高于细胞内，所以当碘跟着钠离子一起运输的时候，就会成倍地浓缩。细胞内的碘离子浓度会比血液中高

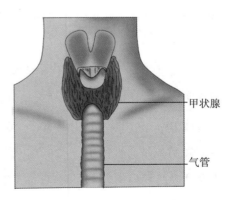

甲状腺

气管

图16-1　甲状腺的位置示意图

几十倍。

　　碘离子进入甲状腺腺泡细胞以后，在甲状腺过氧化物酶的作用下被氧化成活化型的碘原子，然后经过一系列的反应参与甲状腺激素（主要是 T_3 和 T_4）的合成。

　　人体内每天会产生 80 ～ 100μg 甲状腺素（T_4），且全部由甲状腺产生。血清中的 T_4 有 99.96% 与蛋白质结合。每天会产生 20 ～ 30μg 三碘甲腺原氨酸（T_3），其中 20% 由甲状腺产生，另外 80% 由 T_4 转化而来。

　　T_3 和 T_4 都是含碘的氨基酸，前者的活性远高于后者。正常情况下，只有游离的甲状腺激素才具有活性。但是绝大多数的 T_3、T_4 都是以蛋白结合的形式存在的。在结合甲状腺激素和游离甲状腺激素之间存在着一种平衡。

　　甲状腺激素受体（TR）位于细胞核内，属于核受体。甲状腺激素是亲脂性分子，可以轻松穿越细胞膜进入细胞核内，形成激素－受体复合物，再作用于 DNA，从而调节下游靶基因的转录和相应蛋白质的表达，产生生物学效应。

　　甲状腺激素对机体最明显的作用就是促进能量代谢，增加氧的基础消耗率和机体产热。它对除了脑、性腺、腺垂体、淋巴结和脾以外的所有器官和组织都有此效应（大脑能量消耗大，不需要再促进其产热；男性的睾丸必须处于低温下，所以也不能促进其产热）。当它分泌过多时，可以使基础代谢率超过正常水平的 60% ～ 80%；当它分泌过低时，可以使基础代谢率低于正常水平的 30% ～ 50%。所以甲状腺功能亢进时人体的体温高，甲状腺功能减退时人体的体温低。

甲状腺激素对蛋白质、糖、脂肪的合成和分解都有促进作用。它还可以与生长激素协同作用，影响垂体合成生长激素。

甲状腺激素对人体各个器官、系统的活动几乎都有影响。甲状腺激素可以进入大脑，如甲亢患者大脑皮层的兴奋性会加强；甲状腺功能减退患者中枢神经系统处于相对抑制状态，表现为缺少表情、感觉迟钝、行动迟缓、记忆力减退等。

第二节　甲状腺激素受多方影响

甲状腺激素的调节是一种典型的轴调节系统，它受几种上游的激素调节并接受反馈调节。

甲状腺激素的合成和分泌主要受下丘脑 - 腺垂体 - 甲状腺轴的调节（图 16-2）。在这个调节和反馈调节系统中，最高的控制者是下丘脑所分泌的促甲状腺素释放激素（TRH）。TRH是一个分子量非常小的三肽激素，其作用于腺垂体的促甲状腺素细胞以促进其释放促甲状腺素（TSH）。有意思的是，TRH还会促进腺垂体的催乳素细胞释放催乳素。

下丘脑的重量仅有 4g，非常小，但是功能却很强大。垂体更小，只有 0.6g，但是它能分泌十几种对人体极其重要的激素，包括促甲状腺素、卵泡刺激素、黄体生成素、生长激素、催乳素、促肾上腺皮质激素等。每一种激素都由专门的特化细胞来分泌，比如生长激素是由生长激素细胞分泌的、促甲状腺素是由促甲状腺素细胞分泌的。

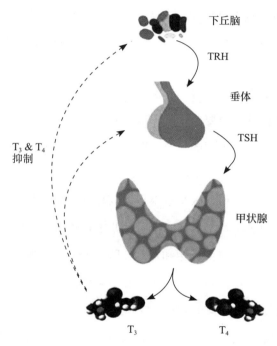

下丘脑

TRH

垂体

TSH

甲状腺

$T_3 \& T_4$
抑制

T_3 T_4

图 16-2　甲状腺激素的调节机制示意图

促甲状腺素（TSH）、卵泡刺激素（FSH）、黄体生成素（LH）和绒毛膜促性腺激素（HCG），这 4 种激素具有共同的 α 亚基，但是 β 亚基各不相同。前三者都是由腺垂体分泌的。TSH 与甲状腺腺泡细胞基底膜外侧上的 TSH 受体结合以后，可以迅速启动甲状腺激素 T_3、T_4 的合成和释放。

HCG 的 α 亚基与 TSH 非常接近，因此在某些状态下，比如怀孕时，高浓度的 HCG 的 α 亚基也可以与 TSH 的 β 亚基结合，激活 TSH 受体，出现轻度甲状腺功能亢进的症状。我们就曾经遇到有的孕妇的 HCG 达到 20 多万，结果同时出现了甲状腺问题。当时还不知道原因，但是后来看到了这个知识点，就明白了。

适量的甲状腺激素对于维持垂体 - 卵巢轴活动的平衡、协调排卵功能非常重要。甲状腺激素分泌增多或减少，对卵泡刺激素和促黄体生成素的量及其节律均会产生影响，从而引起女性患者月经紊乱，男性患者性功能异常。

研究证实，甲状腺激素水平可以影响月经周期、性成熟和性行为、排卵、孕期维持、产后胎儿生长和泌乳；还可以调节卵巢、子宫和胎盘的代谢和发育。卵巢内的卵细胞、颗粒细胞和卵巢基质细胞均可以表达甲状腺激素受体。T_3、T_4 可直接作用于卵巢，影响卵巢的滤泡形成和排卵。

在胎盘发育过程中，甲状腺激素还可以影响滋养层细胞的分化和迁移，以及胎盘的内分泌功能、血管生成和免疫活性。

甲状腺功能减退可以减少生长中的滤泡的数量，增加滤泡闭锁。甲状腺功能减退女性发生多囊卵巢综合征的原因可能与 TSH 升高有关。TSH 可以激活卵巢上的 FSH 受体，因为二者的结构类似。甲状腺功能减退时还容易发生高泌乳素血症，而这会导致 LH 的分泌受到影响。

第三节　我是得了桥本甲状腺炎吗

桥本甲状腺炎可以分为原发性和继发性。

原发性桥本甲状腺炎可以分为 6 类，其中经典型是最常见的类型。经典型桥本甲状腺炎的早期症状包括便秘、疲劳、皮肤干燥、体重增加、不耐寒、出汗少、无力感、抑郁、记忆力减退、痴呆、肌肉酸痛、关节痛、脱发、月经过多、心动过缓等。

桥本甲状腺炎患者在精神方面的症状是注意力不集中、记忆力差、抑郁；贫血也较常见，可能红细胞过大或者过小；女性患者中月经过少很常见，月经周期常是无排卵性的；甲状腺功能减退孕妇的流产概率较高。

心动过缓也是甲状腺功能减退的指征。心肌收缩力下降、外周血管阻力增加，都是造成心脏输出下降的原因。冠心病在甲状腺功能减退患者中很常见。甲状腺功能减退会减少胆固醇和低密度脂蛋白水平。甲状腺功能减退还会使外周血管阻力增加 60%，使心输出量减少 30% ~ 50%。

继发性桥本甲状腺炎有清晰的致病原因，通常是由治疗引起的，如由免疫调节性药物诱导。例如，在丙型肝炎病毒感染时用干扰素 α 治疗，就可以诱发甲状腺炎。癌症免疫治疗的普及使用也使甲状腺炎这样的副作用经常出现，比如用抗

CTLA-4 单克隆抗体就会导致这种情况。

很多人可能得了桥本甲状腺炎而不自知，希望在阅读本章之后可以自我判断一下，如果有，要尽快就医。

第四节　在桥本甲状腺炎那些烦人的症状背后

约有 75% 的 HT 患者确诊时的甲状腺功能是正常的，或者伴有甲状腺功能减退。其甲状腺功能减退的原因主要是甲状腺吸收的碘减少所致的（图 16-3）。

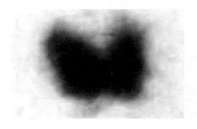 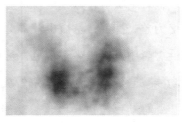

正常甲状腺　　　　　　　　　**处于炎症状态的甲状腺**

^{127}I 吸收试验显示右侧的甲状腺在炎症状态下对 ^{131}I 的吸收大幅度减少（黑色代表被吸收的 ^{127}I 同位素）

图 16-3　正常甲状腺和处于炎症状态的甲状腺的摄 ^{131}I 试验对比图

HT 患者的甲状腺对放射性 ^{131} 碘的吸收大大减少，由此造成了甲状腺激素的含量明显降低。

出现甲状腺炎的腺体组织无法储存碘，也无法制造和分泌碘蛋白，所以甲状腺激素的产生下降。根据本章第二节提到的甲状腺调节机制可知，TSH 会升高，以此迫使甲状腺激素升高。所以检查时会发现 TSH 升高，但是甲状腺激素仍然下降。也就是说，即使促甲状腺素（TSH）升高也不足以刺激甲状腺激素的产生。

HT 患者对注射 TSH 没有反应，这就意味着其甲状腺可能被免疫攻击部分破坏了，再也无法储备碘，而碘的储备不足就会造成甲状腺激素的产生不足。

HT 患者的甲状腺功能异常可能是细胞因子介导的甲状腺上皮细胞死亡诱导的。T 细胞浸润可能并不直接参与甲状腺细胞死亡。Stagnaro A 等人发现抗 TPO 抗体、抗 TG 抗体与流产风险的显著增加存在关联，这个结论我们在后面内容中会有涉及。

第五节　桥本甲状腺炎和肠道菌群
不得不说的故事

桥本甲状腺炎和肠道菌群的关系的研究是一个新的领域。目前在 PubMed 上只有不到 50 篇文章涉及肠道菌群和桥本甲状腺炎的关系。

HT 是一个自身免疫病，而通过前面几章的内容我们知道，肠道菌群与免疫系统的关系非常密切，比如抗生素治疗所诱导的肠道菌群改变会增加自身免疫病的发生。所以我们有理由相信，包括 HT 在内的自身免疫性甲状腺病（AITD）与肠道菌群是有关系的。HT 和甲亢都属于自身免疫性甲状腺病。

目前，这方面的文献虽然不够多，但也的确有研究发现了它们之间的关联。有文献显示，甲状腺激素可以影响肠道功能，比如 T_3 是肠道黏膜上皮细胞分化发育的重要调节因子。

同样，肠道菌群也可以影响甲状腺激素的功能和重吸收。无菌大鼠对放射性碘的吸收情况较正常有菌大鼠明显下降，说明肠道细菌能够帮助碘吸收。

另外，肠道细菌也有助于甲状腺激素的重吸收，其作用与 β 葡糖苷酶和硫酸酯酶有关。在小鼠和人类的粪便中都可以检测到 β 葡糖苷酶和硫酸酯酶，而其导致了小肠内的甲状腺激素的解离和重吸收。这意味着肠道菌群在甲状腺激素的循环中有明显作用。

此外，多项研究显示，甲状腺功能可以影响小肠的肠道菌群构成。2007 年，有研究发现，甲状腺功能减退患者更可能出现小肠细菌过度生长（SIBO），其小肠微生物浓度超过每毫升 100 万个（通常超过每毫升 1000 个就要高度怀疑 SIBO）。肠道神经敏感性降低与肠道细菌过多有关，此时如果应用抗生素，则相应的胃肠道症状就会明显减轻。

作为 HT 的重要标志物，甲状腺过氧化物酶抗体（TPOAb）和甲状腺球蛋白抗体（TGAb）也被证明与部分细菌有关。

自身免疫性甲状腺病的发病机制有几种，如细菌过度生长、免疫过度激活、肠道通透性异常增加、肠道代谢物改变、免疫失衡等。HT 患者血液中的 zonulin 浓度更高，表明其有肠漏存在。有数项研究发现，自身免疫性甲状腺病患者的肠道菌群会发生改变，如双歧杆菌和乳杆菌下降，脆弱拟杆菌、肠球菌显著增加。乳杆菌可以分泌 IL-22、IL-17 来支持黏膜屏障的完整性，从而保护辅助性 T 细胞 17（Th17）。

HT 与甲亢有很大不同，其标志物主要是 TPOAb、TGAb 两个抗体阳性，而甲亢的标志物主要是 TRAb 阳性，所以它们的临床表现也不同。

甲减和甲亢患者的胃肠道功能变化主要源于血液中甲状腺激素水平的波动。这个变化可能是由于胃肠道神经 - 肌肉运动功能的改变，进而引起肠蠕动速度的变化。

综上所述，发生 HT 时肠道菌群是有变化的，这种变化使得肠道功能状态和激素水平都发生了变化，因此也造成了患者的临床表现出现变化。

第六节　桥本甲状腺炎不是一辈子都摆脱不了的疾病

HT 的诊断通常需要结合临床表现、抗体检查和 B 超检查。

通常情况下，甲状腺球蛋白抗体（TGAb）和甲状腺过氧化物酶抗体（TPOAb）阳性即可明确诊断。患者的甲状腺激素水平可能正常或低下，TSH 水平可能升高。女性患者的甲状腺常表现为平滑、坚实或弥漫性肿大，其甲状腺肿通常是非对称性的，呈显著的三角形。HT 的主要临床表现有便秘、疲劳、皮肤干燥、体重增加、不耐寒、出汗少、无力感、抑郁、记忆力差、痴呆、关节痛、脱发、月经过多、心动过缓等。

HT 早期的症状不明显，因而经常被误诊为抑郁症、焦虑症、经前期综合征、慢性疲劳综合征和男性勃起功能障碍等，这时就需要结合抗体检测结果来确诊。

西医学对 HT 的治疗措施并不多，尤其是对于自身抗体的出现，基本上无能为力。目前，比较明确的治疗方法是摄入微量元素（碘和硒）和补充甲状腺激素。很多人悲观地认为，HT 可能是一辈子都无法摆脱的疾病。

其实这种观点过于悲观了。基于本章第五节内容，我们知道 HT 与肠道菌群关系密切，从肠道菌群调理和营养调理入手，实际的治疗效果相当不错。下面就跟大家分享几个成功案例（由于本病女性的发病率比较高，所以我们接触到的患者都是女性，而且这些女性基本上都不是单独发病，往往是与复发性流产、不孕症等并发）。

案例一

患者，女，37 岁，温州人，身高 159cm，体重 57kg。肠道健康指数 6 分，属于轻度肠道菌群失调。日常饮食以米饭为主，也经常吃红肉。实验室检查：甲状腺球蛋白抗体 125U/mL（正常值＜115U/mL），甲状腺过氧化物酶抗体 36.7U/mL（正常值＜34U/mL），抗核抗体弱阳性（几年内查了 10 多次都是阳性），抗 Ro-52 抗体阳性，免疫球蛋白 G20.19g/L（正常值为 7～16g/L），IL-6 略高，T_3 和 T_4 均正常。

食物不耐受检测发现，患者对牛奶、小麦、豆类等 8 种食物有中度不耐受。

经过 2 个月的饮食调理和改善肠道菌群（如服用消化酶、益生菌、菊粉、酸奶等），患者体重下降了 4.5kg；甲状腺球蛋白抗体、甲状腺过氧化物酶抗体、抗核抗体、抗 Ro-52 抗体全部转阴，其中抗核抗体是患者多年以来第一次转为阴性；细胞免疫多个亚群比例正常但总数偏低，CD19 亚群 B 细胞仍然偏高。

患者是从医多年的护士，治疗多年一直没有效果，因而开始时对我们的肠道调理方法是强烈不信任的，但是幸好她没有完全放弃。调理 2 个月后的结果非常出乎患者的意料，由此态度极大转变。

案例二

患者，女，41岁，深圳人，金融从业者，身高150cm，体重37kg。胃肠功能比较差，经常是腹泻和便秘交替出现，体重很多年都没有办法增加。婚后8年未孕，尝试了4年试管婴儿，共移植5次胚胎，1次未着床，4次生化，均以失败告终。肠道健康指数高达19分，属于非常严重的肠道菌群失调。实验室检查：甲状腺过氧化物酶抗体＞1300U/mL，甲状腺球蛋白188U/mL，甲状腺激素和TSH处于正常值范围。

食物不耐受检测显示，患者对蛋类、花生和奶类有明显的不耐受，对荞麦有重度不耐受。

患者非常喜欢吃外卖、油炸食品、精米精面等，导致其肠道负荷太重。肠漏、肠道菌群失调和自身免疫问题应该都与此有关。

我们首先要求她不能再吃垃圾食品，改为优质油脂、蛋白质及蔬菜水果，平时自制酸奶、泡菜，同时调理肠道菌群。

调理10个月后，患者的肠道状态有了非常明显的改善，甲状腺过氧化物酶抗体下降到320U/mL，甲状腺球蛋白抗体下降到100U/mL。虽然这两项结果仍然高于正常值，但是相较于调理前，已经有明显的进步。尤其是关键的过氧化物酶抗体水平下降了1000U/mL，可以明确患者的桥本甲状腺炎已经有了明显改善。相信假以时日，她的两个抗体终将降到正常范围。

案例三

患者，女，30 岁，浙江瑞安人，护士，身高 163cm，体重 54kg。结婚 2 年，生化妊娠 4 次，有异位妊娠史，HCG 最高 200U/L。有反复发作的皮肤过敏，幽门螺杆菌阳性。肠道健康指数 10 分，属于中度肠道菌群失调。实验室检查：膜联蛋白 A2 抗体阳性，膜联蛋白 A5 抗体阳性，抗内皮细胞抗体阳性，抗凝血酶原抗体阳性，甲状腺过氧化物酶抗体阳性，免疫球蛋白 A 和免疫球蛋白 G 均升高，补体 C_4 降低，TNF-α 升高，催乳素升高。临床诊断为桥本甲状腺炎，抗磷脂综合征，未分化结缔组织病。

食物不耐受结果显示，患者有非常严重的食物不耐受反应。在检测的 90 项食物中，有 44 项表现为轻度以上不耐受，包括多种鱼类、红肉、奶类食物，以及小麦、大麦、黑麦等含有麸质蛋白的食物。

针对她的调理要点是避免不耐受食物，修复肠漏，如服用锌剂、谷氨酰胺、消化酶、益生菌等。在此过程中由于饮食控制的缘故，患者体重减轻约 7kg，但是其皮肤湿疹有了明显改善，而且免疫力和睡眠也有了明显改善。

调理 7 个月后发现，患者之前检查中显示阳性的自身抗体全部转阴，炎症因子 TNF-α 也降到正常范围。患者非常开心，然后开始备孕。调理 8 个月的时候，患者做了胚胎移植，一次成功，后期检查胎儿发育一切正常。2022 年 1 月初，患者顺利产下一个男孩，终于实现了做母亲的梦想。

关于案例中的主要饮食调理方法，请大家参阅第十一章。在现有的治疗方法基础上，我们更推荐以下功能医学疗法。

1. 肠道菌群调理 + 个性化饮食　基本原则是不给坏细菌提供粮食，尽力消除坏细菌的生存空间。个性化方案的制定，必须首先获得肠道的敏感性检测数据。对于特别敏感的食物应该去除，这样就可以减少特定食物对身体的伤害，而合适的食物可以让肠道菌群更加合理。

2. 修复肠漏　肠漏问题在自身免疫病患者中很常见，因此修复肠漏是很有必要的。除了前面提到的个性化饮食外，应用谷氨酰胺可以为肠道上皮提供营养，而补充锌和硒能够促进肠道上皮细胞修复。

3. 适度补充维生素 D　自身免疫病患者发生维生素 D 缺乏的情况很多，所以补充维生素 D 也是很有必要的。

4. 补充多种维生素　例如补充 B 族维生素、维生素 A、维生素 C、维生素 E 等。

第十七章　糖尿病调理新策略

设想你是一个刚刚被诊断为糖尿病的患者，医生对你说有90%以上的可能，你这辈子就要跟糖尿病相伴了，基本上无法根除，需要天天吃那些降糖药，而且最终或许会死于它的各种并发症。

你会不会有一种绝望的感觉。

这并不是玩笑，而是我们的现实，类似的情况每天都在世界各地发生。

我国是糖尿病大国，患者总数"雄踞"全球第一，高达1亿人，约占全球患者总数的1/4。每年糖尿病给全球带来的经济损失在1万亿美元以上。

很多年前，我在北京协和医学院读博士的时候，研究的科研课题就是糖尿病，当时我国糖尿病的发病率就已经有飙升的迹象了。关于糖尿病的普查显示：1980年我国糖尿病的发病率仅为0.67%；1994年上升至2.5%；目前已经超过了10%。

第一节 让人困惑的糖尿病

作为曾经研究过糖尿病发病机理的科研人员，我一直困惑：我国的糖尿病患病率从 1980 年的 0.67% 跃升至现在的 10% 以上，原因何在？如果糖尿病是由基因突变导致的，那么人类的基因组怎么可能在几十年内有如此巨大的变化，所以主要原因肯定不会是基因因素。

我国 2 型糖尿病患者的平均 BMI 为 $25kg/m^2$，西方白人则是 $30kg/m^2$。这说明我国的糖尿病患者没有西方白人那么胖。换言之，在同样体重的情况下，中国人更容易得糖尿病，这是什么原因呢？

除糖尿病外，其他慢性病，包括高血压、癌症、精神性疾病和自身免疫病等在我国的发病率也在急剧升高。国家经济发展了，患各种慢性疾病的人数也在激增，其背后的原因究竟是什么呢？我一直迷惑不解，而我们专注于寻找糖尿病遗传基因的努力并没有得到预期的结果。

肠道菌群领域研究的发展让这些问题有了新的解释。从十几年前开始，科学家们已经开始关注糖尿病与肠道菌群的关系了。现在终于意识到，糖尿病的发生，遗传因素所占的比例要远远低于人们的预期，而饮食和肠道菌群因素才是罪魁祸首。

更严格来讲，饮食不合理和肠道菌群紊乱因素才是导致糖尿病发生的罪魁祸首!

现在回过头来看,其实我们当时的科研走了弯路。很显然,最大的遗憾就是我们没有考虑到肠道健康的问题,因为糖尿病在家庭内的多发性并不完全因为遗传因素,也有可能是共同的饮食习惯导致的。但是在当时,我们并没有这样的知识储备,也没有合适的技术,所以没有考虑肠道菌群的因素。科研界关于肠道菌群的开创性研究是从 2003 年才开始的。

我第一次接触肠道菌群这个名词及其故事的时候,霎时豁然开朗,仿佛在黑暗中摸索了很多年,突然有一天看到了光明。曾经困扰我多年的那些疾病(尤其是糖尿病)背后的原因,原来就是肠道菌群问题!

肠道菌群的种群聚集与饮食有很大关系。吃得越多,肠道细菌就会越多。比如,过多的碳水食物摄入就会引起肠杆菌、大肠杆菌等细菌的激增。这些细菌过多会导致人体出现不好的反应。

联想我国过去 40 多年,伴随着生活条件的大幅改善,糖尿病的发病率也在急剧上升,这不是一种巧合,而是有切实联系的。我国号称"美食大国",但是导致糖尿病如此广泛发病的原因中,饮食文化是不是难辞其咎?我们的各种烹饪技巧是不是也成了那些慢性代谢病的推手?还有那些随处可见的工业加工食品、垃圾食品是不是也在推波助澜?

糖尿病,其本质是一种代谢病,但是主流的治疗方式并不是在饮食上下功夫，而是单纯地试图依靠药物来控制血糖。以为血糖控制好了，其他的问题就都迎刃而解了。这是不明智的。

目前，我国对于糖尿病的预防和治疗措施都遵循《中国 2 型糖尿病防治指南》（以下简称《指南》）。作为一种规范性诊治指南，自然有它的可取之处。它为控制糖尿病立下了汗马功劳，但是我们不是为它请功的，而是来挑刺的。

按理说，如果这种预防和治疗方法真的有效，为什么糖尿病的发病率还在逐年攀升、居高不下，并且治愈率如此不容乐观？你可以说糖尿病是一种慢性疾病，要慢治。你可以说糖尿病是与饮食相关的疾病，而中国是一个"美食大国"，很多人禁不住诱惑。你也可以说糖尿病无法治愈，只能控制。

遗憾的是，绝大多数糖尿病患者都控制不佳，其后果就是各种并发症频发。诸多并发症，如糖尿病足、糖尿病肾病、糖尿病眼病、心脑血管疾病及高血压等，都比糖尿病本身可怕。很多糖尿病患者的致死致残原因都是并发症。

让我们尤其不满的是《指南》中的饮食指导，竟然建议高达 50% ～ 60% 的膳食总热量来自碳水化合物。这个比例源于何处？基于什么原理？为什么只建议供能碳水，而没有建议膳食纤维？《指南》的饮食指导中这一比例太高了，明显不利于糖尿病患者的血糖管理。

近年来，世界范围内对于肠道菌群的研究取得了长足发展，这也给糖尿病的治疗带来了新思路，使其可以通过饮食管理来实现长期无病生存。很显然这个《指南》没有考虑到肠道菌群的因素。而通过调理肠道菌群来控制糖尿病才是我们目前真正需要推荐的。

第二节　糖尿病的新希望

现在我们有了一个新的希望，不再是过去的那种一味控制却又控制不佳的策略。

下面这个故事从二甲双胍（图 17-1）说起。

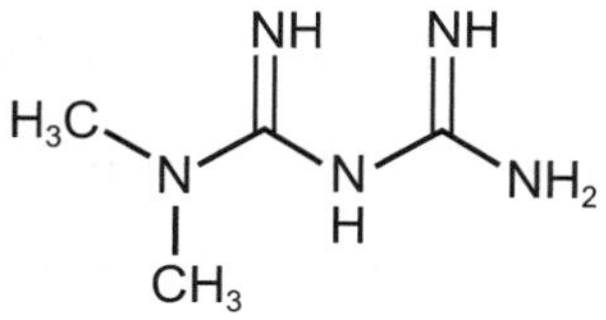

图 17-1　二甲双胍的分子结构式

作为世界上应用最广泛的一线降糖药——二甲双胍已经服务人类 50 多年了。但令人惊奇的是，这款老药近年来又焕发了"第二春"。因为科学研究发现，它不仅有降血糖作用，还有降低胆固醇、抗衰老，甚至抗癌作用！因此，现在大家戏谑地称二甲双胍为"神药"。

就连它的降血糖机理也有了新发现。过去一直以为它的降血糖原理是可以抑制肝糖原的合成输出，提高外周组织对葡萄糖的利用率。新的研究发现，这个小小的分子竟然还可以**改变肠道的微生物组成**，同时让患者的体重下降。原来它的降血糖机理中有一部分竟然是通过肠道菌群实现的。

其实不仅是二甲双胍，其他降糖药，如阿卡波糖、维格列汀、西格列汀等也同样可以改变肠道菌群的比例和数量，进而降低炎症因子水平。这就非常耐人寻味了，难道肠道菌群里有什么"机关"吗？其他改变肠道菌群组成的成分也能有效用于糖尿病的"治疗"吗？

让我们从糖尿病患者的肠道菌群研究说起。对于糖尿病发生中的饮食相关因素的研究起步得比较晚，在 2010 年才有第一篇文章。该项研究发现，2 型糖尿病患者的肠道菌群发生了改变。当时发现糖尿病患者的厚壁菌门细菌明显下降，而变形菌门的细菌水平显著增加，并且与血糖水平呈正相关。关于糖尿病发病原因和肠道菌群的关联也因此初步建立起来了。

糖尿病是代谢性疾病，它的危险因素包括肥胖、胰岛素抵抗等问题。有一项回顾性研究：在全世界连续 30 年评估了 900万人（这是一个巨大的样本量）的 BMI，发现平均每 10 年该指数增加 $0.4 \sim 0.5 kg/m^2$。这说明人群越来越胖，而越胖就越容易得糖尿病。

进一步的研究又发现，肥胖人群（和肥胖动物体内）的微生物组可以增加能量利用能力。无菌小鼠和有菌小鼠相比，在进食相同食物的情况下更瘦。或者反过来说，肠道细菌的存在会让有菌小鼠胖很多。这是什么原因呢？

无菌小鼠之所以能抵抗肥胖是因为它的肝脏和骨骼肌中的 AMPK 基因活性增加，这使得脂肪酸氧化通路被激活，能量输出增加，脂肪沉积减少，所以不会发胖。而长期高脂饮食的人更容易得糖尿病，其原因就包括肠道菌群改变、炎症水平增加、血糖利用受损等。2007 年首次有研究发现，高脂饮食可以深度影响肠道菌群构成。

高脂饮食和肥胖同样可以增加血液中的内毒素水平。这种内毒素也就是 LPS，或者叫脂多糖，是革兰阴性菌菌膜上的一种成分。多项研究显示，在肥胖的大鼠、小鼠和人类的血液中，LPS 都会增加。高脂饮食人的血浆中 LPS 水平较正常饮食人高 2～5 倍。肥胖、2 型糖尿病患者的肠道均有低烈度的慢性炎症。糖尿病小鼠也有此现象。

这种炎症就是由 LPS 诱导产生的，它所释放的炎症细胞因子包括 TNF-α、IL-1、IL-6 等。这种代谢性炎症的细胞因子产生量中度增加，其炎症状态就会损伤胰岛素信号，促进胰岛素抵抗和糖尿病的发生。LPS 诱导炎症的机理是它可以结合巨噬细胞及脂肪细胞的 TLR4 受体，增加促炎因子的产生。LPS 是特异性的高亲和度 TLR4 配体，如果小鼠缺乏这种受体，则没有这种代谢特征，也没有 2 型糖尿病的表征。由此可见，LPS 对糖尿病的发生起到了重要的促进作用。

进一步的研究发现，LPS 可以直接导致啮齿类动物肠漏的发生，并且诱导肠道出现炎症反应，所以它是促进炎症发生的因素。

关于体内抗炎机制，目前研究比较清楚的主要是短链脂肪酸（包括乙酸、丙酸和丁酸等）。短链脂肪酸通过被动扩散等途径进入人体内部，它们提供了结肠上皮细胞能量来源的60% ~ 70%。乙酸和丁酸对于维持肠道上皮屏障功能非常重要，因为它们可以刺激杯状细胞分泌黏液。有研究显示，丁酸可以使黏蛋白 MUC-2 的表达增加 23 倍，而黏蛋白 MUC-2 对维持肠道上皮完整性非常重要。

很显然，丁酸生产菌是抗炎的，而它们在 2 型糖尿病患者体内会显著减少。在糖尿病前状态，有几种丁酸生产菌的菌株被发现明显下降。2012 年，一篇发表在 *Nature* 杂志的研究显示，在对 345 个中国糖尿病患者的调查中发现，其体内的产丁酸细菌明显下降。

很显然，糖尿病和肠道菌群中的产丁酸细菌之间的关系非常密切，而且是直接相关的。如果考虑到丁酸可以影响胰岛素敏感性，增加肠道屏障的完整性，增加小肠黏液的厚度，减少肠漏程度，那么在糖尿病患者中，丁酸水平下降的原图自然就可以理解了。或者说，正是丁酸水平的下降促成了糖尿病的发生。

目前，关于肠道菌群和胰岛素抵抗之间的直接联系已被证实：如果移植了来自健康成年人的肠道菌群，代谢综合征患者的胰岛素敏感性和产丁酸细菌水平都会提升。

以往人们发现，糖尿病患者的血糖虽然高，但是对葡萄糖的利用却不高。人有饥饿感，或者说缺乏饱腹感，于是就不停地进食，导致能量摄入过多，身体状况恶化。这种饱腹感信号是由胃肠激素传递的，其中一个就是胰高血糖素样肽 –1（GLP–1）。GLP–1 是肠道 L 细胞释放的一种胃肠激素，可以刺激胰腺释放胰岛素，从而使血糖下降。而肠道细菌可以影响 GLP–1 的分泌。

另外，研究发现，仅仅控制血糖浓度是不够的，血糖下降不代表局部组织微环境也有改善。毕竟糖尿病还有胰岛素不敏感的问题。不断下降的胰岛 B 细胞功能和逐渐不敏感的周围组织，以及胰岛细胞的慢性炎症都会导致糖尿病的进一步发展。

在正常人，血糖是应该保持在稳定状态的，多余的葡萄糖应该转变成糖原贮存起来，不够的葡萄糖会从体内产生，而且还会刺激人体产生饱腹感，不再进食。这就是我们想要传递的主要信号——通过调理肠道菌群治疗糖尿病一定会有很大作用！

那么，肠道菌群究竟会给糖尿病的治疗带来哪些曙光呢？

既然很多研究结果都证实肠道菌群失调是导致糖尿病发生的重要因素，那么纠正了肠道菌群失调就可以有效地逆转糖尿病，从而有效地"治愈"糖尿病。

用什么方法呢？在提出我们的调理建议前，大家先来看一个故事，以便了解通过饮食和肠道菌群来改善身体状况、减肥的基本概念。

第三节　赵教授的肠道菌群故事

上海交通大学的赵教授，曾经专门在 *Science* 杂志上发表了他的自述性文章"我和我的肠道菌群"。文中讲述了他本人和他的患者的减肥故事，以及他的科研故事。

赵教授曾经很胖，身高172cm的他，体重最高时达到90kg，BMI 30.4kg/m^2。

2004年，他首先用自己做试验，使用一种包括山药和苦瓜的食疗方案，同时监测自己的肠道菌群。2年后，他的体重下降了20kg。更重要的是，他发现自己的肠道菌群中一种抗炎细菌从一开始时根本检测不到，到了后期已经达到了细菌总量的14.5%。他的腰围减少了20%，血压、甘油三酯、胆固醇也都有下降，高密度脂蛋白有所升高。

赵教授还曾经对一个体重175kg的胖子进行了研究，发现其体内有一种可以产生内毒素的致病肠杆菌（前面曾经提到的革兰阴性菌）过度生长，占总菌量的35%。

经过营养配方干预后，该患者的这种病菌数量很快下降，几乎检测不到。患者的体重在近半年内下降了50kg，高血糖、高血压和高血脂等也都恢复了正常。后来赵教授将这个细菌分离出来，接种到无菌小白鼠体内，结果显示无菌小白鼠出现了严重的肥胖症，并且出现了糖尿病早期的胰岛素抵抗症状。

2009 年，赵教授对 123 名肥胖志愿者进行了 9 周的膳食干预，结果发现人均体重减轻了 7kg；同时他们肠道中的产毒细菌不断减少，有益菌逐步增多。

赵教授的故事说明，通过调理肠道菌群是完全可以实现减肥、降血糖和减轻肠道炎症的效果的。

第四节　糖尿病的调理建议

越来越多的证据表明，摄入蔬菜水果和低碳水化合物可以有效地控制，甚至逆转糖尿病的发生。其原因就是蔬菜水果中的膳食纤维可以调节人体的肠道菌群，增加有益细菌的数量，减少坏细菌的数量。

而过多的精米精面类食物，含有丰富的支链淀粉，非常容易被淀粉酶降解，而且一旦进入结肠内又很容易成为部分坏细菌（如大肠杆菌、肠杆菌）的粮食，这样就可能产生更多的内毒素，而体内的炎症就会加重。

这也是我们认为《指南》里建议 50% ～ 60% 的热量来自碳水化合物不合理的一个重要原因，因为过多的碳水化合物摄入会滋生太多的坏细菌，导致肠道菌群失调。

还有一个重要的点是，面食中的麸质蛋白（来自大麦、小麦和黑麦）可导致肠漏（具体内容参考第六章）。如果 LPS 已经诱导出现了肠漏，那么食用麸质蛋白就会加剧肠漏，导致炎症问题更重。

如果患者不知道是否可以吃面食，一个简单的办法就是做一个食物不耐受检测。如果出现阳性，就是不能吃。如果身体需要碳水类食物，但是又不能吃面食，不能吃精米，那么建议吃什么呢？

我们的建议是吃粗粮，而且一定不能多。粗粮主要包括玉米、小米、高粱、荞麦、薏米、黑米、糙米、红薯等。每天摄入量不要多于干重 50g（湿重不要超过 100g）。如果还有明显的饥饿感，就吃蔬菜，尤其是富含纤维素的蔬菜，如芹菜、西兰花、生菜、芦笋、菠菜、白菜、豆苗、韭菜等。在加工食物的时候，不要过度加工，这样可以最好地保留食物中的营养成分。

此外，还需要用益生菌和益生元（如菊粉、低聚果糖、低聚半乳糖等）来调理肠道，它们可以增加好细菌的数量，还可以抑制"多吃"的问题，并且减少导致炎症的坏细菌。

人体内淤积的坏细菌必须在治疗开始阶段进行一次大规模的清理，否则它们会持续影响人体健康。只有把坏细菌清理掉，或者大部分清理掉，糖尿病才有可能逐渐好转。

在短期内采取轻断食的方法，可以帮助更好地调理肠道菌群。

在蛋白质方面，建议吃优质蛋白，比如一些鱼肉、酸奶等。鸡肉是白肉也可以吃，但是有一些工业化肉鸡含有太多的激素和抗生素成分，对人体并不好。家养或散养的鸡更好。

发酵奶制品，如酸奶，可以把许多乳酸菌传递给胃肠道，增加肠道上皮的致密连接。酸奶还可以让炎症因子水平下降。发酵蔬菜也含有许多好细菌，对人体也很有好处。

如果体内有炎症问题，用苹果醋加消化酶可以最大程度地减轻炎症。

另外，饮食控制和适当运动（尤其是阻抗运动）也是必须采取的措施。

有一个很耐人寻味的流行病学发现：尽管糖尿病总的发病率在剧升，但是1型糖尿病和2型糖尿病的比例却一直保持稳定，似乎它们都拥有同样的致病机理。

联想到肠道菌群失调可以导致人体免疫系统异常，而1型糖尿病一直被认为是自身免疫病，那么它会是肠道菌群失调导致的吗？

将来的糖尿病治疗一定是通过调理肠道菌群，配合运动和饮食控制来实现的。

如果觉得前面说得太复杂，想要更简单的方法，那就用最简单的饮食习惯，比如类似几十年前的饮食方式。

想想40年前我国的糖尿病发病率如此之低，虽然不可能完全回到过去的饮食方式，但是对现在或许有一些借鉴意义。

第十八章　结语

在前面的十七个章节里，我们向大家描述了一个**以肠道为核心的健康体系和理论体系**。在这个体系里，外界的食物对人体的影响分为两部分：一部分营养成分通过肠道输送到人体各处；另一部分变成肠道细菌的粮食，然后通过肠道细菌本身和肠道细菌代谢产物来间接影响人体健康。

为了实现"取其精华，去其糟粕"的效果，肠道周围部署了大量的免疫细胞以便围歼不好的成分，包括坏细菌、未消化的蛋白质成分等。一部分位于肠道黏膜上的免疫细胞日夜不停地分泌 IgA，这些抗体可以有效地杀灭部分坏细菌；另外一部分则分泌 IgG 来结合抗原，形成免疫复合物，刺激免疫细胞分泌免疫因子。

在这些步骤里，任何一个地方出问题都会导致人体出现疾病。比如，肠道上皮的完整性、免疫细胞的功能、肠道菌群的平衡、消化力的减弱等。只要出了问题，人体就很容易出现各种各样的症状，甚至疾病。

这个完整的结构和功能单元是我们在普通的医学教材里学

习不到的。我们非常希望有更多的人，尤其是医学领域的人士能够重视这部分。最终也希望它们能够走进教科书，成为医学生们必须掌握的知识点。

我接受过正规的医学教育，后来又在医学科研体系中训练过，也发表过几十篇科研文章，所以知道目前医学体系和科研体系的优点，当然也知道它们的缺点。

这类体系对人类健康的保障起到了极大作用，这一点毋庸置疑。但是同样也导致了很多问题，尤其是在面对慢性疾病的时候，这类体系有些束手无策。我虽然是从这个体系里走出来的，但是又不完全迷信这套体系。在我看来，只要是能够成功解决问题的方法就是好方法，并不拘泥于它是否真的出现在教科书上，或者一定要在科研文献里探讨过。那种死抱着这类观点的人是本本主义、教条主义。

在过去的 40 年里，中国（包括全世界）在人均寿命大大增加的同时，也出现了糖尿病、自身免疫病、不孕不育和复发性流产、孤独症和抑郁症等疾病激增的问题。这就给我们带来了很多思考：为什么我们的经济发展了，卫生条件、医疗条件都明显提升了，形形色色的疾病反而增加了呢？为什么医疗条件越来越先进，对此却束手无策呢？是否我们有过度医疗的问题？

目前的科研也有一些问题，以我为例，我有 20 多年的科研经验，也发表过几十篇科研文章，所以比较了解科研的成功之道。科研特别讲究单因素对比，必须有一个或者多个对照，才能使得科研结果显得可信。在临床对照中，安慰剂组是必不可少的，但是它忽略了一点，就是心理因素也是可以影响实验结果的，这也是很多时候安慰剂组也同样有效果的原因。

生命是非常复杂的，有时候单纯一个条件不可能完全看出它的变化，也不会有统计学意义，但是仍然有重要的生物学效果。就好像我们观察一辆车，如果它有零件坏了，可能还可以开（也没有统计学差别），但是已经埋下了隐患。所以科研对复杂的多因素体系的研究结果往往是不准确的。

从我们的角度看，现代社会的各种慢性疾病激增的原因，主要有以下几个方面。

1. 过度讲究饮食，主要是原材料过度精细化；过度强调色、香、味；过度烹饪，包括油炸、烧烤、调味等。这些因素我认为是导致慢性疾病发生的第一因素。这个结论是我们在对患者的调理中得来的，并不是空想得来的。

2. 过度医疗，尤其是抗生素的滥用，各种激素的滥用和化学药物的过度使用，严重损害了人体的肠道菌群，使人与大自然的距离越来越远，得病也就不足为奇了。

3. 应用各种除草剂、杀虫剂等也会间接损害人体健康。

4. 生活节奏过快，压力过大，导致人体负荷过重。

5. 空气污染、化学污染越来越严重。

6. 各种电子产品的应用越来越多，辐射无处不在。

7. 锻炼身体的时间越来越少，身体素质逐渐下降。

8. 垃圾食品、不健康食品的摄入越来越多。

在以上这些因素里，有些是无法避免的，有些是完全可以避开的，如过度饮食、垃圾食品。

健康的身体是健康的生活习惯带来的，如果你有不健康的生活习惯，就要承受它带来的恶果。

希望这本书能够带给大家更多思考。我们不期待所有人都能完全理解和接受这些观点，但是希望大家能认真思考一下。如果有一天遇到了一些问题，可以静心回忆一下本书的内容，是否可以给您带来启发。